国家卫生健康委员会"十四五"规划教材

全国中等卫生职业教育教材

供口腔修复工艺专业用

第4版

口腔正畸工艺技术

主　编　马玉革

副主编　胡景团　侯斐盈

编　者（以姓氏笔画为序）

马玉革（本溪市卫生学校）

马晓丽（甘肃卫生职业学院）（兼编写秘书）

王琪姝（山东省青岛卫生学校）

朴正国（广州医科大学附属口腔医院）

安　旭（辽宁爱尔创医疗服务有限公司）

胡景团（河南护理职业学院）

侯斐盈（开封大学医学部）

黄东斌（深圳云甲科技有限公司）

人民卫生出版社

·北京·

图书在版编目（CIP）数据

口腔正畸工艺技术 / 马玉革主编. —4 版. —北京：
人民卫生出版社，2022.6（2024.11重印）
ISBN 978-7-117-32986-6

Ⅰ. ①口… Ⅱ. ①马… Ⅲ. ①口腔正畸学－医学院校
－教材 Ⅳ. ①R783.5

中国版本图书馆 CIP 数据核字（2022）第 046921 号

人卫智网	www.ipmph.com	医学教育、学术、考试、健康，购书智慧智能综合服务平台
人卫官网	www.pmph.com	人卫官方资讯发布平台

口腔正畸工艺技术
Kouqiang Zhengji Gongyi Jishu
第 4 版

主　　编：马玉革
出版发行：人民卫生出版社（中继线 010-59780011）
地　　址：北京市朝阳区潘家园南里 19 号
邮　　编：100021
E - mail：pmph @ pmph.com
购书热线：010-59787592　010-59787584　010-65264830
印　　刷：人卫印务（北京）有限公司
经　　销：新华书店
开　　本：850×1168　1/16　　印张：10
字　　数：213 千字
版　　次：2003 年 1 月第 1 版　　2022 年 6 月第 4 版
印　　次：2024 年 11 月第 6 次印刷
标准书号：ISBN 978-7-117-32986-6
定　　价：36.00 元

打击盗版举报电话：010-59787491　E-mail：WQ @ pmph.com
质量问题联系电话：010-59787234　E-mail：zhiliang @ pmph.com
数字融合服务电话：4001118166　E-mail：zengzhi @ pmph.com

为全面贯彻党的十九大和十九届历次全会精神，依据中共中央办公厅、国务院办公厅《关于推动现代职业教育高质量发展的意见》的要求，更好地服务于现代卫生职业教育高质量发展的需求，适应党和国家对口腔修复工艺技术职业人才的需求，贯彻《"党的领导"相关内容进大中小学课程教材指南》文件精神，全面贯彻习近平总书记关于学生近视问题的重要指示批示精神，全面落实国家标准《儿童青少年学习用品近视防控卫生要求》（GB 40070—2021）要求，人民卫生出版社在教育部、国家卫生健康委员会的指导和支持下，启动全国中等职业学校口腔修复工艺专业第四轮规划教材修订工作。

本轮教材全面按照新国家标准《儿童青少年学习用品近视防控卫生要求》（GB 40070—2021）进行排版和印刷：正文排版用字从上版的 5 号宋体字调整为小 4 号宋体字，行空从 2.0mm 调整为 3.0mm；内文纸张采用定量 $70.0g/m^2$ 的胶版纸和 $80.0g/m^2$ 的铜版纸，高于新国标要求；其他指标如纸张亮度、印刷实地密度、套印误差均达到新国标要求，更利于学生健康用眼、健康学习。

本轮口腔修复工艺专业规划教材修订工作于 2021 年底启动。全套教材品种、每本教材章节保持不变。人民卫生出版社依照最新学术出版规范，对部分科技名词、表格形式、参考文献著录格式等进行了修正，并且根据主编调研意见进行了其他修改完善。

本次修订时间较短，限于水平，还存在疏漏之处，恳请广大读者多提宝贵意见。

口腔修复工艺专业第三轮规划教材编写说明

2015 年,教育部正式公布《中等职业学校口腔修复工艺专业教学标准》(以下简称《标准》),目标是面向医疗卫生机构口腔科、口腔专科医院(门诊)、义齿加工机构、口腔医疗设备与材料销售企业等,培养从事义齿修复、加工,矫治器制作及相关产品销售与管理等工作,德智体美劳全面发展的高素质劳动者和技能型人才。为了进一步适应卫生职业教育改革,符合人才培养的需要,并与《标准》匹配,推动我国口腔修复工艺职业教育规范、全面、创新性发展,不断汲取各院校教学实践中的成功经验,体现教学改革成果,在国家卫生和计划生育委员会以及全国卫生职业教育教学指导委员会指导下,人民卫生出版社经过一年多广泛的调研论证,规划并启动了全国中等职业学校口腔修复工艺专业第三轮规划教材修订工作。

本轮口腔修复工艺专业规划教材与《标准》课程结构对应,设置专业核心课。专业核心课程教材与《标准》一致,共 10 种,包括《口腔解剖与牙雕刻技术》《口腔生理学基础》《口腔组织及病理学基础》《口腔疾病概要》《口腔工艺材料应用》《口腔工艺设备使用与养护》《口腔医学美学基础》《口腔固定修复工艺技术》《可摘义齿修复工艺技术》《口腔正畸工艺技术》。编写得到了广大口腔专业中高职院校的支持,涵盖了 28 个省、自治区、直辖市,30 所院校及企业,共约 90 位专家、教师参与编写,充分体现了教材覆盖范围的广泛性,以及校企结合、工学结合的理念。

本套教材编写力求贯彻以学生为中心、适应岗位需求、服务于实践的理念,尽可能贴近实际工作流程进行编写,教材中设置了学习目标、病例/案例、小结、练习题、实训/实验指导等模块。同时,为适应教学信息化发展趋势,本套教材增加了网络增值服务。中高职衔接的相关内容列入小知识中,以达到做中学、学以致用的目的。同时为方便学生复习考试,部分教材增加考点提示,以提高学生的复习效率和考试能力。

第3版前言

全国中等卫生职业教育卫生部"十一五"规划教材《口腔正畸工艺技术》(第2版)自2008年出版以来，在我国中等卫生职业学校口腔修复工艺专业教学中被广泛使用，教材编写质量得到广大教师、学生和读者的肯定及好评。为贯彻落实教育部颁布的《中等职业学校口腔修复工艺专业教学标准》，加强中等卫生职业教育教学基本建设、促进专业教学科学化、标准化、规范化，按照教育部的要求，人民卫生出版社启动了新一轮口腔修复工艺专业职业教育"十二五"规划教材的修订编写工作。

在教材编写过程中，我们坚持以德树人为根本，以服务为宗旨，以促进就业为导向，以岗位需求为标准，以提高教学质量为重点，服务经济社会发展和人的全面发展，努力做到课程内容与职业标准对接，教学过程与生产过程对接，毕业证书与职业资格证书对接，职业教育与终身教育对接。力求做到教材建设紧密地与项目教学、工作过程导向教学等教学模式相结合，科学合理安排教学内容，加强实训课与企业岗位的有效对接，坚持为企业工作岗位服务，使教材更加贴近口腔修复工艺专业岗位的工作需要。在课程内容安排上，坚持"三基五性"的基本原则，结合中等卫生职业学校口腔修复工艺专业培养目标的要求和专业特点，着重把握教材内容的深度和广度，基本知识、基本理论以"必需、够用"为度，强调学生基本技能、学习能力的培养，在教材中融传授知识、培养能力、提高从业人员专业素质为一体，力求达到就业有能力、升学有基础，发展有保障的目的。同时按照推进中等和高等职业教育培养目标、教学过程等各方面的衔接要求，对教材内容进行了更新，力求突出专业特点，尽可能简化文字叙述，图文并茂，达到形象易懂、易学实用的目的。

本版教材编写得到了各参编单位的大力支持和帮助，在此一并致以诚挚的感谢，同时要特别感谢广州医科大学附属口腔医院朴正国教授及企业专家的积极参与指导。但由于时间仓促，编写水平有限，教材中难免有不尽完善之处，敬请同行和广大读者提出宝贵意见和建议，以求再版时改进和完善。

马玉革

2015年9月

目　录

第一章 绪 论

学习目标

1. 熟悉：错𬌗畸形矫治的适应证；错𬌗畸形的矫治方法；错𬌗畸形的矫治标准和矫治目标。
2. 了解：错𬌗畸形的临床表现；错𬌗畸形的患病率及危害性。

口腔正畸工艺技术是口腔正畸学的重要组成部分，是以口腔正畸学、材料学、工艺学等为基础，研究各类矫治器的性能及制作工艺的一门学科，其主要任务是配合口腔正畸医师为患者制作各类矫治器、保持器、辅助矫治装置等正畸治疗装置。

第一节 基 本 概 念

一、错𬌗畸形

儿童在生长发育过程中，由先天的遗传因素或后天的环境因素，如疾病、口腔不良习惯、替牙异常等导致的牙齿、颌骨、颅面的畸形，如牙齿排列不齐、上下牙弓间的𬌗关系异常、颌骨大小形态位置异常等，称为错𬌗畸形。世界卫生组织把错𬌗畸形定义为"牙面异常"，不但影响外貌，同时也影响功能。

错𬌗畸形的发病机制是牙量与骨量、牙齿与颌骨、上下牙弓、上下颌骨、颌骨与颅面之间的不协调；也可因外伤、牙周病等原因而造成错𬌗畸形。

二、理想正常𬌗

理想正常𬌗是由 Angle 提出来的，即保存全副牙齿，牙齿在上下牙弓内排列得很整齐，上下牙的尖窝关系完全正确，上下牙弓的𬌗关系非常理想，称为理想正常𬌗。

三、个别正常𬌗

凡有轻微的错𬌗，但对于生理功能无明显妨碍者，都可列入正常𬌗的范畴。在这种正常范畴内的个体𬌗，彼此之间又有所差异，故称之为个别正常𬌗。

小知识

"现代口腔正畸学之父"——Angle

美国学者 Angle（Edward H. Angle）是现代口腔正畸学科建立和发展的奠基人，被后人誉为"现代口腔正畸学之父"。19 世纪末—20 世纪初，Angle 将口腔正畸学发展为口腔医学的分支学科，提出了理想正常𬌗的概念及具有里程碑意义的"错𬌗分类法"，Angle 错𬌗分类法至今在世界各国被广泛应用。1928 年 Angle 发明了能控制牙齿三维移动的方丝弓矫治器，这是口腔正畸发展史上的又一个重要里程碑，确立了固定矫治器的矫治体系，方丝弓矫正技术成为全世界广泛应用的高效能固定矫治技术，为现代口腔正畸学的发展和矫治技术奠基了基础。

第二节 错𬌗畸形的临床表现

错𬌗畸形的临床表现多种多样，主要表现为个别牙错位；牙弓形态和牙齿排列异常；牙弓、颌骨及颅面关系异常。

一、个别牙错位

个别牙错位是指个别牙偏离了正常位置，包括牙齿唇（颊）向错位、舌（腭）向错位、近中错位、远中错位、高位、低位、转位、易位、斜轴等（图 1-1）。

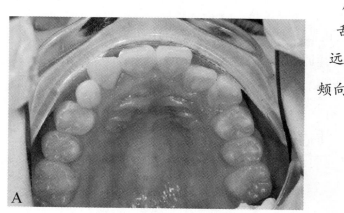
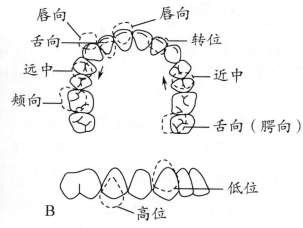

图 1-1 个别牙错位

个别牙错位，常常是同时发生两种或两种以上的错位，如上颌尖牙出现唇向 - 低位 - 斜轴错位等。

二、牙弓形态和牙齿排列异常

1. 牙弓狭窄，腭盖高拱（图 1-2）。

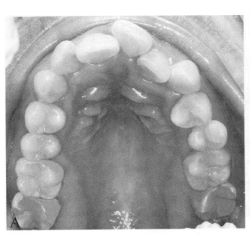
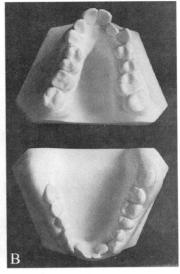

图 1-2 牙弓狭窄，腭盖高拱

2. 牙列拥挤（图 1-3）。

3. 牙列间隙（图 1-4）。

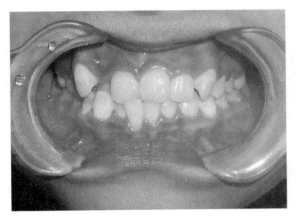
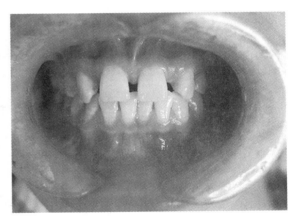

图 1-3 牙列拥挤 　　　　　　　　　　　图 1-4 牙列间隙

三、牙弓、颌骨及颅面关系异常

1. 前牙反𬌗（图 1-5）。

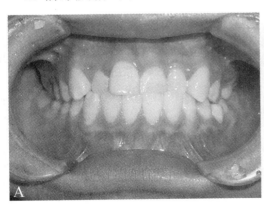
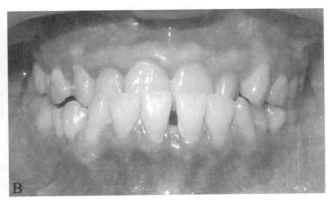

图 1-5 前牙反𬌗

2. 前牙反𬌗，近中错𬌗，下颌前突（图1-6）。

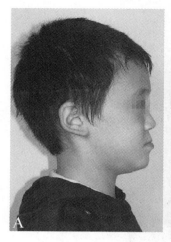
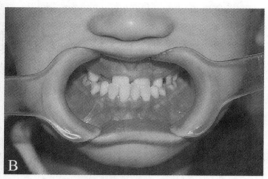

图1-6 前牙反𬌗，近中错𬌗，下颌前突

3. 前牙深覆盖，远中错𬌗，上颌前突（图1-7）。

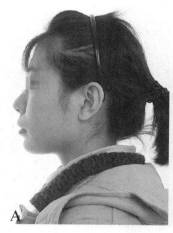
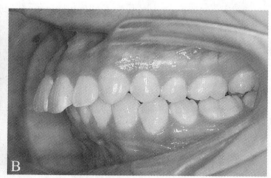

图1-7 前牙深覆盖，远中错𬌗，上颌前突

4. 双颌前突（图1-8）。

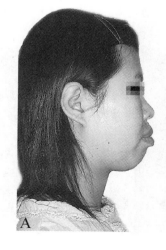
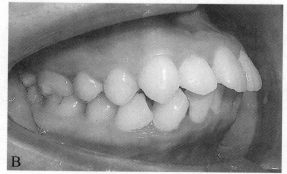

图1-8 双颌前突

5. 一侧反𬌗, 颜面不对称(图1-9)。

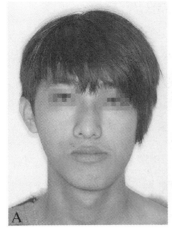
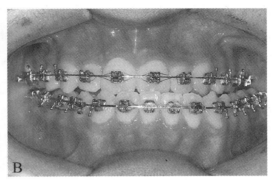

图1-9 一侧反𬌗, 颜面不对称

6. 前牙深覆𬌗, 面下1/3高度不足(图1-10)。

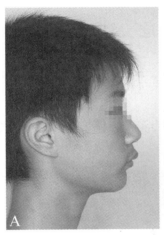
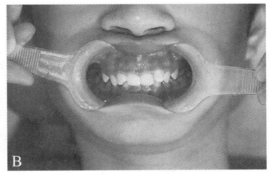

图1-10 前牙深覆𬌗, 面下1/3高度不足

7. 前牙开𬌗, 面下1/3高度增大(图1-11)。

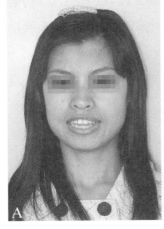
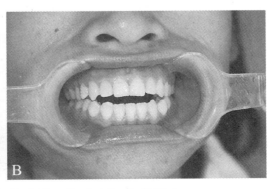

图1-11 前牙开𬌗, 面下1/3高度增大

第三节　错𬌗畸形的患病率

错𬌗畸形是人类口腔三大疾病（龋病、牙周病及错𬌗畸形）之一，在现代人类中呈现较高的患病率。目前，由于各地区之间的地理环境、文化背景、经济条件、饮食习惯等不同，不同地区采用的调查标准亦不一样，国内外关于错𬌗畸形发病率的报道相差甚远。

在错𬌗畸形的调查中，通常用个别正常𬌗或理想正常𬌗作为调查时的参照标准。

1955 年北京大学口腔医学院（原北京医学院口腔系）毛燮均教授以理想正常𬌗为标准的调查统计中，错𬌗畸形的患病率为 91.20%。2000 年傅民魁教授等以个别正常𬌗为标准对全国 7 个地区的 25 392 名儿童及青少年进行错𬌗分类统计，乳牙期为 51.84%，替牙期为 71.21%，恒牙期为 72.92%，患病率呈上升趋势。

第四节　错𬌗畸形的危害性

一、局部危害性

1. 影响牙、颌、面的发育　儿童生长发育过程中形成的错𬌗畸形，会影响牙、颌、面软硬组织的正常发育。如前牙反𬌗患者若不及时治疗，下牙弓会限制上颌骨向前发育，导致上颌长度发育不足；同时，下颌由于失去了前牙覆𬌗覆盖关系的制约，且受上颌向前发育的推动而过度向前发育。这样，逐渐形成颜面中 1/3 凹陷和下颌前突的畸形，随着错𬌗畸形的继续发展，呈现出新月状面形。

2. 影响口腔健康　牙列拥挤错位时，由于不易自洁而好发牙龈、牙周炎症，并好发龋病。同时，错位的牙齿可因咬合异常而造成牙周损害。

3. 影响口颌系统的功能　严重的错𬌗畸形可影响口颌系统的正常功能，如严重下颌前突可造成吞咽异常；严重下颌后缩、开唇露齿易导致口呼吸，影响呼吸功能；前牙开𬌗会造成发音异常；后牙锁𬌗可影响咀嚼功能等。

4. 影响容貌外观　各类错𬌗畸形可影响容貌外观，呈现开唇露齿、双颌前突、长面或短面等畸形。

二、全身危害性

1. 消化不良　如严重错𬌗时，咀嚼功能明显降低，可引起消化不良及胃肠疾病。

2. 影响心理健康　颌面部畸形不仅影响容貌外观，也会不同程度地影响到社交和职业的选择等，给患者造成精神和心理压力，严重时可导致精神和心理障碍。

第五节　错殆畸形矫治的适应证

不同的牙列时期,错殆畸形矫治的适宜年龄及适应证有所不同。

一、乳牙期

乳牙期错殆畸形矫治的适宜年龄为 3.5～5.5 岁,矫治的主要对象常为颌间关系失调或颅、颌、面关系失调。乳牙期矫治的适应证有:

1. 前牙反殆、下颌前突。
2. 后牙反殆。
3. 严重的深覆殆、远中错殆。
4. 所有妨碍功能或生长发育的口腔不良习惯及其造成的错殆畸形。

乳牙期矫治时应注意:①前牙反殆应在乳牙根部还未开始吸收之前进行矫治;②牙根未发育完成或已大量吸收者不能用作抗基牙,一般乳磨牙在 4～8 岁之间可作为抗基牙。

二、替牙期

替牙期(6～12 岁)时乳、恒牙同时存在,而且又是颌骨发育和调整变化的快速期,牙列及咬合均不稳定,错殆畸形可随牙的替换得到改善,也可进一步恶化,诊断比较困难。因此,凡轻度错殆畸形,对功能和发育影响无明显妨碍者,可进行观察,不必急于进行矫治。替牙期矫治的适应证有:

1. 前牙反殆。
2. 后牙锁殆、反殆。
3. 个别牙严重错位、拥挤。
4. 上下牙弓关系异常。
5. 第一恒磨牙严重错位。
6. 由口腔不良习惯所致的各类错殆畸形。

替牙期矫治时应注意:①诊断不明确时,不宜盲目进行矫治;②矫治器的设计和制作应以不妨碍牙颌生长发育为原则;③矫治器的戴用时间不宜过长,矫治力应轻微。

三、恒牙期

第二恒磨牙已萌出(12 岁左右)时为矫治的最佳时期。因第二恒磨牙萌出后,牙弓及面部宽度不再增加或增加甚微,殆的发育及调整已基本完成,只要诊断明确,所有的错殆畸形均可积极进行治疗。

第六节 错𬌗畸形的矫治方法

一、预防性矫治

在牙、颌、面的胚胎发育和后天发育过程中，各种先天或后天的环境因素均可影响其发育而造成错𬌗畸形，而采取各种预防措施来防止各种错𬌗畸形的发生，是预防矫治的主要内容。如儿童龋病的早期治疗、口腔不良习惯的早期破除、乳牙早失的缺隙保持以及滞留牙、额外牙的及时拔除等，通过这些措施可达到预防错𬌗畸形发生的目的。

二、阻断性矫治

在错𬌗畸形发生的早期，通过简单的方法进行矫治，阻断错𬌗畸形向严重方向发展，将牙、颌、面的发育导向正常称为阻断性矫治。如发现牙列严重拥挤时采用序列拔牙法进行治疗；早期牙源性前牙反𬌗使用双侧后牙𬌗垫矫治器矫治，防止错𬌗畸形向严重的骨骼畸形方面发展。

三、一般矫治

一般矫治是口腔正畸矫治中最常用的方法。根据不同类型的错𬌗畸形，选择不同类型的矫治器进行矫治，如机械性活动矫治器、固定矫治器、功能性矫治器等。一般矫治方法比较复杂，应由口腔正畸医师实施。

四、外科矫治

外科矫治亦称外科正畸，是指对生长发育完成后严重的骨性错𬌗畸形采用外科手术进行矫治的一种方法，是治疗骨性牙颌面畸形的必要手段。外科矫治必须由口腔颌面外科医师和口腔正畸医师合作完成，以保证其𬌗关系异常及颌骨畸形均得到良好的矫治效果。

第七节 错𬌗畸形的矫治标准和矫治目标

一、错𬌗畸形的矫治标准

错𬌗畸形矫治标准的确立经历了相当长的过程，最初是以"理想正常𬌗"为标准，但通过大量以此为矫治标准的临床病例发现，扩大了的牙弓并不稳定，会出现不同程度的复发而导致矫治失败。事实上，现代人类中只有极少数人𬌗的发育接近理想正常𬌗，而绝大多数正常个体均以个别正常𬌗形式存在，这符合生物变异的客观规律。因此，对于错𬌗畸形的矫治标准应该是"个别正常𬌗",而不是"理想正常𬌗"。

二、错𬌗畸形的矫治目标

错𬌗畸形的矫治目标是平衡、稳定、美观。

1. 平衡　包括形态和功能两个方面。错𬌗畸形经过正畸治疗后,在形态方面,应为上下牙弓形态正常,牙齿排列整齐,覆𬌗覆盖正常,尖牙、磨牙为中性关系,颌间关系及其与颅面的位置关系基本正常;在功能方面,要求咬合运动正常,咬合运动时无早接触及𬌗干扰。矫治前因错𬌗所造成的颞下颌关节功能、吞咽功能等异常均应恢复正常。

2. 稳定　矫治后的这种形态和功能的协调平衡关系应该是稳定的,而不致出现复发。稳定的治疗效果,与错𬌗畸形诊断、矫治设计及矫治技术的正确使用等有着十分重要的关系。

3. 美观　在牙、颌、颅面形态及功能取得平衡和稳定的同时,使容貌美观,亦常是患者最主要的治疗目标之一。

小结

口腔正畸工艺技术是口腔正畸学的重要组成部分,其主要任务是配合口腔正畸医师为患者制作各类矫治器、保持器及辅助矫治装置等。错𬌗畸形是人类口腔三大疾病之一,在现代人类中呈现较高的患病率,主要表现为个别牙错位;牙弓形态和牙齿排列异常;牙弓、颌骨及颅面关系异常。错𬌗畸形的矫治方法有预防性矫治、阻断性矫治、一般矫治和外科矫治,其中一般矫治是口腔正畸矫治中最常用的方法。错𬌗畸形的矫治标准是"个别正常𬌗",矫治目标是平衡、稳定、美观。

练习题

选择题

1. 错𬌗畸形的发病机制是

A. 牙量与骨量间的不协调

B. 牙齿与颌骨间的不协调

C. 上下牙弓或上下颌骨间的不协调

D. 颌骨与颅面间的不协调

E. 以上均正确

2. 恒牙期矫治的最佳时期

A. 第一恒磨牙已萌出(6岁左右)

B. 第二恒磨牙已萌出(12岁左右)

C. 第一前磨牙已萌出(10岁左右)

D. 第二前磨牙已萌出（11 岁左右）

E. 第三恒磨牙已萌出（18 岁左右）

3. 生长发育完成后严重的骨性错𬌗畸形应采用

    A. 预防性矫治   B. 阻断性矫治   C. 一般矫治

    D. 外科矫治   E. 以上均可

4. 错𬌗畸形造成的局部危害性有

    A. 影响牙颌面的发育   B. 影响口腔的健康   C. 影响口颌系统功能

    D. 影响容貌外观   E. 以上均正确

5. 口腔不良习惯的破除属于

    A. 预防性矫治   B. 阻断性矫治   C. 一般矫治

    D. 外科矫治   E. 功能性矫治

（马玉草）

第二章　错殆畸形的病因

错殆畸形的病因及其形成机制是错综复杂的，其发生的过程，可能是单一因素或单一机制在起作用，也可能是多种因素或多种机制共同参与的结果。错殆畸形的病因分为遗传因素和环境因素两大类，这些因素可影响到颌面部骨骼、神经肌肉、牙齿及牙列的生长发育，从而导致错殆畸形的发生。

第一节　遗　传　因　素

错殆畸形的遗传因素，来源于种族演化和个体发育两个方面。

一、种族演化

错殆畸形是随着人类的种族演化而发生、发展的。据考古资料及错殆畸形的调查统计资料表明，从古人类到现代人，错殆畸形从无到有，从少到多，从轻到重，直到现在错殆畸形在现代人类中普遍存在。这种现象是人类在几十万年的演化过程中，随着人类的不断进化，而导致咀嚼器官逐渐地不平衡退化的结果。

1. 人类基本行动姿势的改变　由于生活环境和生活方式的变迁，原始人的基本行动姿势由爬行逐渐变为直立行走，直立后身体重心改变，为了头部的前后平衡，支持头部的颈背肌力量逐渐减弱，颌骨亦逐渐退化缩小，颅骨因脑容量的增大而逐渐扩大，随着人类的不断进化，演化成了现代人类的颅面外形。

2. 食物性状不断发生改变　在人类进化的过程中，由于对火的认识和利用，食物由生到熟，由粗到细，由硬到软，食物性状不断发生改变，持续了数十万年。在这漫长的过程中，咀嚼器官的功能逐渐减弱，因而产生咀嚼器官日趋退化的遗传倾向。

3. 咀嚼器官退化不平衡　人类在进化过程中，咀嚼器官的退化是不平衡的，即肌肉居先，颌骨次之，牙齿又次之。其演化的结果，导致牙量大于骨量，出现牙列拥挤。

人类在数十万年的演化过程中，经历了数万代的遗传和变异，逐渐形成咀嚼器官退

11

化性性状的遗传，这就是现代人类错𬌗畸形发生和发展的演化背景。

二、个体发育

在现代人中，从个体发育来看，只有少数人牙排列整齐，上下颌牙的咬合关系正常，而多数人则有不同程度的错𬌗畸形，这与双亲的遗传有关。双亲的错𬌗畸形遗传给子女，子女的颌面像父母，这是咀嚼器官常见的遗传现象。但有的子女并不完全像父母，这与变异和环境因素有关。

小知识

咀嚼器官的遗传特性

Hughes 发现，咀嚼器官以退化性性状的遗传占优势。若父亲的上颌牙弓宽大，母亲的上颌牙弓狭窄，则子女的上颌牙弓多与母亲相似；反之，若父亲的上颌牙弓狭窄时，母亲的上颌牙弓宽大，则遗传表现与父亲相似。Moore 也发现，若父母的一方或双方存在下颌发育不足，则下颌发育不足的遗传非常明显，而遗传下颌发育过度的趋势则非常小。

在我国，遗传因素所致的错𬌗畸形约占错𬌗畸形病因的 29.4%。常见的遗传性错𬌗有牙列拥挤、牙间隙、上中切牙近中扭转，牙齿数目、形态、萌出时间异常、上颌或下颌前突、下颌后缩、牙弓狭窄和深覆𬌗等。

遗传性错𬌗的矫治是比较困难的，且容易复发，矫治的时机越早越好。选择适宜的矫治器，拟订正确的矫治计划，矫治完成后坚持随访，且常需要较长的时间来保持矫治效果。

第二节 环境因素

一、先天因素

从受孕后一直到胎儿出生前，任何可导致错𬌗畸形发生的因素都称为先天因素。先天因素发生在胚胎时期，但不一定具有遗传性。

（一）母体因素

妊娠期母体的健康和营养状况可以影响胎儿颌面部的生长发育。

1. 妊娠期母体营养不良，缺少胎儿生长发育所必需的钙、磷、铁等矿物质及维生素 B、维生素 C、维生素 D 等，都可导致胎儿发育不良或发育异常。

2. 妊娠早期母体患风疹、内分泌功能失调、梅毒及其他传染病均可影响胎儿骨的钙化程度，导致牙的发育和萌出异常。如先天性梅毒产生的牙体畸形，除哈钦森牙及桑葚状磨牙外，还可产生颌骨畸形等。

3．妊娠期母体受外伤或大剂量放射线照射，可引起胎儿的发育畸形。

（二）胎儿因素

1．在胎儿发育的早期，胎儿的内分泌及新陈代谢功能失调可造成颌面部的发育畸形。

2．胎儿在母体内环境异常，如羊水压力异常、脐带缠绕、胎位不正等均可使颜面部受到异常的外力作用，引起面部发育不对称或造成颌骨发育障碍。

（三）常见的发育障碍及缺陷

1．额外牙 在正常牙列应有牙齿数目之外，过多发育的牙齿即为额外牙（又称多生牙）（图2-1）。它可发生在牙弓的任何部位，其中最常见的位置是上颌中切牙之间，多呈锥形。额外牙可导致上颌中切牙间隙或邻牙的移位、牙列拥挤等。

2．先天性缺失牙 常见于恒牙列（图2-2），可表现为单个或多个牙齿的先天性缺失，也有先天性牙列缺失者，但较罕见。个别牙缺失者，可有牙间隙、牙弓不对称；多数牙缺失者，常导致面下1/3变短，唇颊部内陷，影响功能和美观。

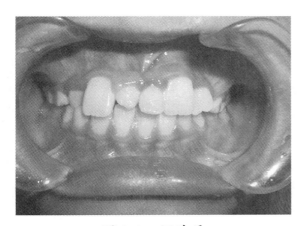

图2-1 额外牙

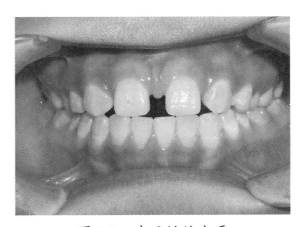

图2-2 先天性缺失牙

3．牙的大小、形态异常 牙齿过大或过小，均会导致牙量与骨量的不调。过大牙多见于上颌中切牙和侧切牙，易形成上颌前牙前突或拥挤等畸形；过小牙多见于上颌侧切牙（图2-3），造成上颌牙列间隙。牙齿形态异常最常见于切牙和尖牙，多呈圆锥形；此外，一些发育缺陷引起的牙体形态异常，如融合牙等也可造成错𬌗畸形。

4．舌形态异常 舌的形态及功能与牙弓大小及形态密切相关。

（1）巨舌症：巨大的舌体会形成对牙弓向唇、颊侧扩大的压力，导致牙弓过大，出现散在的牙间隙，过大的舌体会形成局部或广泛性开𬌗。

（2）小舌症：患者因舌体过小，易形成牙弓狭窄、牙列拥挤等畸形。

5．唇系带异常 通常是指上唇系带附丽过低。

婴幼儿时，唇系带较宽且附丽低，随着牙齿的萌出及牙槽嵴高度的不断增加，唇系带纤维束逐渐萎缩而变薄变窄。通常到10～12岁时，上唇系带附丽已退缩至约中切牙间龈缘上方3mm处。如唇系带不能自行退缩，附丽点仍然过低，则可造成上颌中切牙之间的间隙（图2-4）。

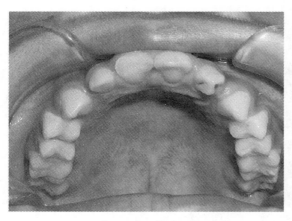

图 2-3 过小牙

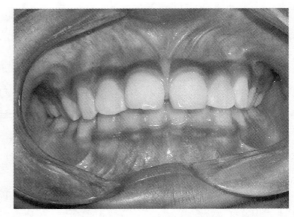

图 2-4 上唇系带异常导致的中切牙间间隙

二、后天因素

后天因素指的是婴儿出生后引起错𬌗畸形的环境因素。

（一）全身性疾病

1. 急性或慢性疾病　某些急性传染病如麻疹、水痘、猩红热等，可影响正常牙的钙化过程，牙釉质形成障碍，造成牙釉质发育不全，甚至影响颌骨的正常发育；慢性消化不良和结核病等长期消耗性疾病，能降低食物的同化作用，破坏机体的营养状况，妨碍颌骨及牙的正常生长发育，造成错𬌗畸形。

2. 内分泌功能异常　垂体和甲状腺与错𬌗畸形的发生有密切关系。

（1）垂体：垂体的功能可直接影响牙齿及骨骼的生长发育。①垂体前叶功能不足，可引起垂体性侏儒症，颌面部可表现为下颌骨发育不良、牙弓狭窄、乳牙根吸收缓慢而致乳牙滞留、替牙过程延迟等；②垂体功能亢进，造成垂体性巨人症，患者容貌特殊，前额、颧骨及下颌均略前突，可能出现牙间隙、开𬌗及全牙列反𬌗等。

（2）甲状腺：甲状腺的功能对牙和颌骨的发育影响较大。①甲状腺功能亢进时，乳牙、恒牙早萌、乳牙根吸收缓慢、乳牙滞留、牙齿呈青白色；②甲状腺功能减退时，可出现牙弓狭窄、腭盖高拱、下颌发育不足、牙萌出迟缓、萌出次序紊乱、牙列拥挤错位、乳牙滞留、恒牙牙根吸收、牙体发育不良及牙槽骨钙化不全等。

3. 营养不良　胚胎期母体的营养不良或儿童在生长期的营养不良，如缺乏维生素、蛋白质、脂肪、碳水化合物、必要的矿物质等，除全身能呈现出不同的症状外，也会影响牙、颌、面的正常发育。

（二）功能性因素

正常的口腔功能会促进牙颌的生长发育，当口腔功能出现异常时，会使颌面部的相应结构受到异常的功能刺激，出现形态异常。

1. 吮吸功能异常　婴儿出生时，下颌处于远中位置。正常的母乳喂养时的吮吸动作能给下颌以适当的功能性刺激，可使下颌从远中向前调至中性位置；如人工喂养，由于哺乳姿势或奶瓶位置不正确，或人工奶头的穿孔大小不合适，或奶瓶内的食物过稠、过稀等，可导致下颌前伸不足或前伸过度，造成下颌远中或近中错位。翼外肌的功能状态也与错殆畸形的形成有关。翼外肌功能不足，可形成远中错殆；反之，如功能亢进，则可导致近中错殆。双侧咀嚼肌功能不足时，可导致上下颌骨发育不良。

2. 咀嚼功能异常 咀嚼功能的充分发挥，是预防错殆畸形自然而有效的方法之一。咀嚼肌功能不足时，牙、颌、面缺乏功能刺激，可导致颌面部发育不足、牙弓发育不良及牙列拥挤等，引起错殆畸形。

3. 呼吸功能异常 正常的呼吸功能可保证颌面部的正常发育。慢性鼻炎、鼻窦炎、鼻甲肥大等可造成鼻通气不良，迫使口呼吸替代鼻呼吸，影响牙、颌、面的生长发育。

口呼吸时，下颌与舌体随之下降，上颌牙弓内侧失去了舌肌的支持，破坏了上颌牙弓内外肌正常的动力平衡，在颊肌的压迫下，形成上牙弓狭窄、上前牙前突或前牙拥挤。空气由口腔出入，又破坏了口腔与鼻腔气压的正常平衡，使硬腭不能在正常发育中下降，造成腭盖高拱。同时因唇肌功能的减弱，又会出现开唇露齿等症状（图2-5）。

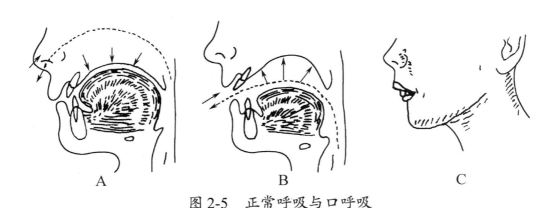

图2-5 正常呼吸与口呼吸
A. 正常呼吸 B. 口呼吸 C. 开唇露齿

（三）口腔不良习惯

儿童口腔不良习惯是形成错殆畸形的主要病因之一。据有关资料表明，由口腔不良习惯造成的错殆畸形约占各类错殆畸形的1/4。

1. 吮指习惯 吮指是婴幼儿最初学会的一种神经反射的行为，出生3个月后的婴儿，大多有吮手指特别是吮拇指的动作，一般在2～3岁前可视为正常的生理活动，通常4～6岁会自行消失，若在此之后仍然存在，则可能出现不同程度的错殆畸形。其造成错殆畸形的严重程度与吮吸的强度、持续时间和吮吸的频率等因素有关。

吮拇指时，拇指含在上、下前牙之间，在这种行为的长期作用下，牙受到压力形成局部小开殆。作吮吸动作时，两侧颊肌收缩导致牙弓狭窄、腭盖高拱、上颌前牙前突及开唇露齿。另外，吮吸的拇指压在硬腭上，又加重了腭盖的高拱；同时吮拇指动作有压下颌向后的作用，久之可形成远中错殆（图2-6）。

吮小指或示指时，损害较小，一般只形成局部小开殆。有长期吮指习惯者，常见手指上有胼胝及手指弯曲等畸形，这是诊断吮指习惯的一个重要特征。

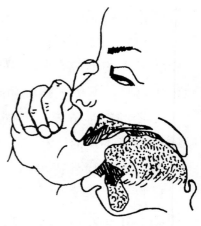

图 2-6 吮拇指习惯

2. 舌习惯 替牙期儿童常会用舌尖舔松动的乳牙、乳牙残根或初萌的恒牙，久之会形成不良的舌习惯。舌习惯包括舔牙习惯、吐舌习惯或伸舌习惯等。患有慢性扁桃体炎、慢性咽炎等疾病的儿童，为保持呼吸道通畅，常将舌前伸，容易引发不良的伸舌习惯，也可继发于吮指或口呼吸等习惯造成的开殆畸形之后。

患儿吐舌时，舌尖常位于上下前牙之间，使恒牙不能萌至殆平面，形成局部开殆，由于舌体是两侧薄中间厚，因而形成前牙的梭形开殆间隙（图 2-7）；舌习惯常伴有下颌前伸动作，造成下颌前突畸形。舔牙习惯常是用舌尖舔初萌的下前牙，致使下前牙唇向倾斜出现牙间隙，甚至形成前牙反殆，如舌尖同时舔上下前牙区域，则会形成双牙弓或双颌前突。

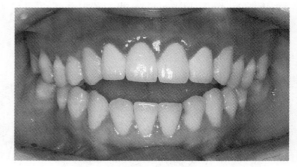

图 2-7 吐舌习惯造成的梭形开殆

3. 唇习惯 唇习惯多发生于 6～15 岁的儿童，女孩较为多见。唇习惯包括有咬下唇习惯、咬上唇习惯及覆盖下唇习惯，其中咬下唇者较多见。

（1）咬下唇习惯：咬下唇时，下唇位于上前牙舌侧和下前牙唇侧，从而增加了对上前牙唇侧和下前牙舌侧的压力，造成上前牙唇倾、前突，并伴有牙间隙，下前牙舌向倾斜，牙列拥挤，前牙深覆盖，下颌后缩、开唇露齿等症状。

（2）咬上唇习惯：形成错殆畸形的机制与咬下唇者相反，可造成前牙反殆、下颌前突及近中错殆等畸形。

（3）覆盖下唇习惯：由口腔不良习惯或其他因素造成前牙深覆盖时，下唇自然处于上下前牙之间，且被上前牙所覆盖，这种现象称为覆盖下唇或称为继发性下唇卷缩。由于下唇的压力，可加重上前牙唇侧移位及下颌远中错殆的程度。

（4）咬物习惯：多见咬铅笔或啃指甲等不良习惯，还有咬三角板、衣角、袖口、手帕、被角及枕角等。咬物通常固定在牙弓的某一部位，日久则可形成局部小开殆畸形。

（5）偏侧咀嚼习惯：当一侧后牙区有深龋或缺失不能正常咬合时，久用另一侧行使咀嚼功能，形成偏侧咀嚼习惯。偏侧咀嚼时，下颌向咀嚼侧偏移，咀嚼侧出现对殆甚至反殆并趋于远中错殆关系。失用侧趋于近中错殆关系，下前牙的中线逐渐向咀嚼侧偏移，颜面左右发育不对称。

（6）不良睡眠及托腮习惯：儿童睡眠时，经常用手、肘或拳头枕在一侧的脸下，有时用手托一侧腮部读书或思考问题,这种不良习惯如果持续存在,会影响牙、颌、面的正常发育及面部的对称性。

(四)乳牙期及替牙期的局部障碍

1. 乳牙早失 乳牙在正常替换之前,因龋病、外伤等原因丧失或拔除,称为乳牙早失。乳牙早失后,邻牙向缺隙侧倾斜,可使恒牙萌出间隙不足,进而导致萌出的恒牙拥挤、错位或埋伏阻生。

2. 乳牙滞留 个别乳牙逾期不脱落者称为乳牙滞留。滞留乳牙常使继替恒牙萌出受阻而出现埋伏阻生或错位萌出。

3. 恒牙早失 青少年时期,因龋病、外伤、炎症或医源性误拔,致使恒牙过早缺失,称为恒牙早失。恒牙早失可使邻牙向缺隙侧倾斜,对颌牙伸长而造成咬合紊乱。

4. 恒牙早萌 乳牙早失有时可导致恒牙的早萌。过早萌出的恒牙,牙根往往形成不完善,行使咀嚼功能时容易脱落,引起邻牙倾斜移位而导致错𬌗畸形的产生。

5. 乳尖牙磨耗不足 由于食物柔软或乳尖牙位置等原因,乳尖牙磨耗不足而高出𬌗平面,咬合时常产生早接触。下颌为了避开早接触自动向前或向侧方移位,形成假性下颌前突、反𬌗或偏颌。

6. 恒牙萌出顺序紊乱 一般来说,下颌牙比上颌同名牙萌出稍早。因遗传、乳牙早失、乳牙根尖病变或骨性粘连、额外牙及肿瘤等原因,都可能影响恒牙的萌出顺序。一般认为,正常的恒牙萌出顺序形成正常的咬合关系,萌出顺序异常多可导致错𬌗畸形的产生。

 小结

　　错𬌗畸形是多种因素或多种机制共同作用的结果,错𬌗畸形的病因分为遗传因素和环境因素两大类。错𬌗畸形的遗传因素来源于种族演化和个体发育两个方面。环境因素中的口腔不良习惯和替牙障碍是错𬌗畸形的常见病因,明确错𬌗畸形的病因有助于作出正确的诊疗计划和疗效预测。

 练习题

选择题

1. 咬下唇习惯可造成

    A. 前牙开𬌗　　　　　　B. 前牙反𬌗　　　　　　C. 前牙深覆盖

    D. 后牙深覆盖　　　　　E. 前牙深覆𬌗

2. 吐舌习惯可造成的错𬌗畸形有

    A. 开唇露齿　　　　　　B. 下颌前突　　　　　　C. 前牙反𬌗

    D. 前牙开𬌗　　　　　　E. 远中错𬌗

3. 翼外肌功能亢进可造成

    A. 近中错𬌗   B. 上前牙前突   C. 开唇露齿

    D. 远中错𬌗   E. 前牙拥挤

4. 口呼吸能造成的错𬌗畸形有

    A. 上牙弓狭窄   B. 腭盖高拱   C. 前牙拥挤

    D. 开唇露齿   E. 以上均正确

5. 第二乳磨牙早失,最容易造成的错𬌗畸形是

    A. 前牙反𬌗   B. 开𬌗   C. 深覆𬌗

    D. 后牙反𬌗   E. 牙列拥挤

（马玉革）

第三章　错殆畸形的分类

学习目标

1. 熟悉：Angle 错殆分类法。
2. 了解：毛燮均错殆分类法。

错殆畸形的临床表现多种多样，其致病因素、机制也较为复杂。为了便于临床诊断、矫治设计和研究，国内外学者提出了众多的错殆分类方法。目前，在国内应用较多的是 Angle 错殆分类法和毛燮均错殆分类法。

第一节　Angle 错殆分类法

Angle 错殆分类法是由 Angle 于 1899 年提出的，是目前国际上广泛应用的一种分类方法。Angle 以上颌第一恒磨牙为基准，依据下颌第一恒磨牙与上颌第一恒磨牙咬合时的位置关系，将错殆畸形分为中性错殆、远中错殆与近中错殆三类。

小知识

Angle 错殆分类法依据

Angle 认为，上颌骨固定在颅骨上，不会发生错位，上颌第一磨牙又生长在上颌骨上，位置必然恒定；而下颌骨是可动的，故断定所有近、远中错殆，都是由于下颌或下牙弓错位造成的。以上颌第一恒磨牙为基准，Angle 依据下颌第一磨牙与上颌第一磨牙咬合时的位置关系，将错殆分为中性错殆、远中错殆、近中错殆三类。

一、Angle 第一类错殆——中性错殆

上下颌骨及牙弓的近、远中关系正常，磨牙为中性关系，即在牙尖交错位时，上颌第一恒磨牙的近中颊尖咬合于下颌第一恒磨牙的颊沟内。若口腔内全部牙齿排列整齐而无错位，即称为正常殆；若磨牙为中性关系但牙列中存在错位牙，则称为中性错殆或第一类错殆（图 3-1）。

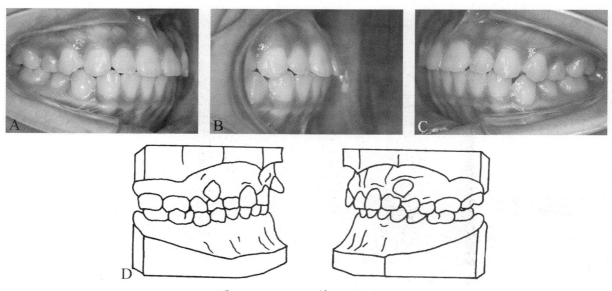

图 3-1　Angle 第一类错𬌗

第一类错𬌗可表现为前牙拥挤，上牙弓前突，双牙弓前突，前牙反𬌗，开𬌗及个别后牙颊、舌向错位等。

二、Angle 第二类错𬌗——远中错𬌗

上下颌骨及牙弓的近、远中关系不调，下颌及下牙弓处于远中位置，磨牙为远中关系；若下颌后移 1/4 个磨牙或半个前磨牙的距离，即上下颌第一恒磨牙的近中颊尖相对时，称为开始远中错𬌗或轻度远中错𬌗关系；若下颌更后移，即上颌第一恒磨牙的近中颊尖咬在下颌第二前磨牙与第一恒磨牙之间，则称为完全远中错𬌗关系。

第二类，第一分类：磨牙为远中错𬌗关系，上颌前牙唇向倾斜（图 3-2）。

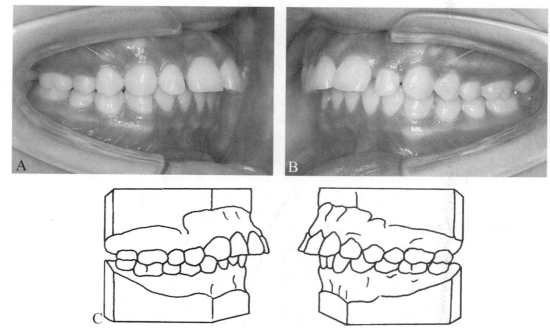

图 3-2　Angle 第二类第一分类

第二类,第一分类,亚类:一侧磨牙为远中错𬌗关系,另一侧为中性𬌗关系,且上颌前牙唇向倾斜(图3-3)。

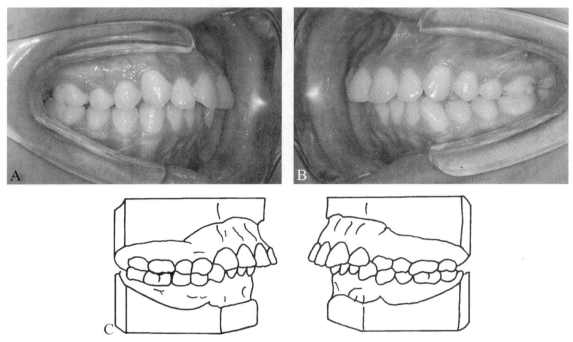

图3-3　Angle第二类第一分类亚类

第二类,第二分类:磨牙为远中错𬌗关系,上颌前牙舌向倾斜(图3-4)。

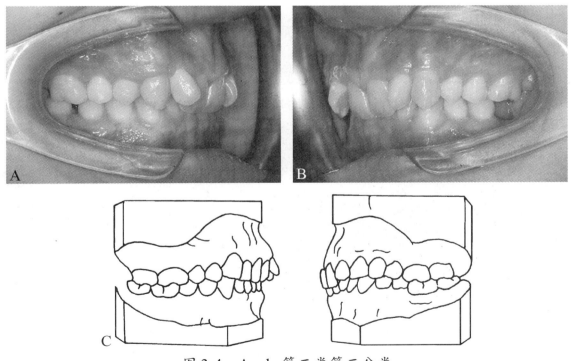

图3-4　Angle第二类第二分类

第二类,第二分类,亚类:一侧磨牙为远中错𬌗关系,另一侧为中性𬌗关系,且上颌前牙舌向倾斜(图3-5)。

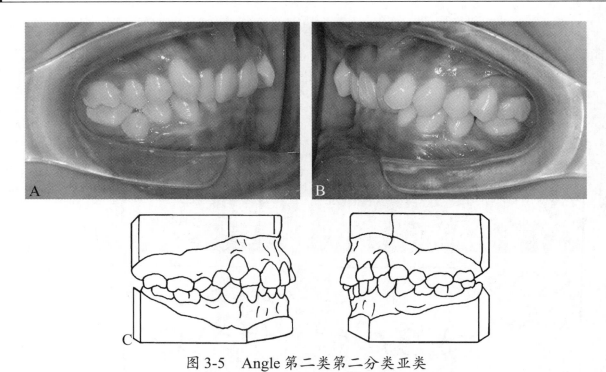

图 3-5　Angle 第二类第二分类亚类

第二类第一分类错𬌗可表现为前牙深覆盖、深覆𬌗、开唇露齿等；第二类第二分类错𬌗可能出现内倾型深覆𬌗、面下 1/3 过短等。

三、Angle 第三类错𬌗——近中错𬌗

上下颌骨及牙弓的近、远中关系不调，下颌及下牙弓处于近中位置，磨牙为近中关系；若下颌前移 1/4 个磨牙或半个前磨牙的距离，即上颌第一恒磨牙的近中颊尖与下颌第一恒磨牙的远中颊尖相对时，称为开始近中错𬌗或轻度近中错𬌗关系；若下颌更前移，即上颌第一恒磨牙的近中颊尖咬在下颌第一、第二恒磨牙之间，则称为完全近中错𬌗关系（图 3-6）。

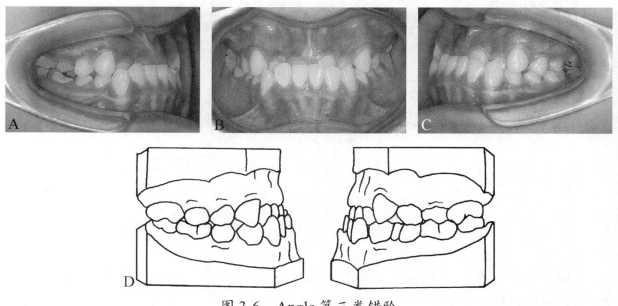

图 3-6　Angle 第三类错𬌗

第三类,亚类:一侧磨牙为近中错殆关系,另一侧为中性殆关系(图3-7)。

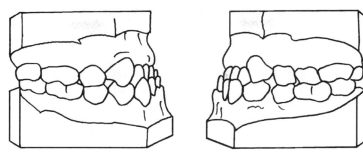

图 3-7 Angle 第三类亚类

第三类错殆可表现为前牙对殆、反殆或开殆,上颌后缩或下颌前突等。

第二节 毛燮均错殆分类法

毛燮均教授以错殆畸形的机制、症状、矫治三者结合为基础,于 1959 年提出了毛燮均错殆分类法,1978 年又进一步加以完善,其分类如下:

一、第一类——牙量骨量不调

1. 第一类第一分类(I^1)

主要机制:牙量相对大,骨量相对小。

主要症状:牙列拥挤错位(图3-8)。

矫治方法:扩大牙弓,推磨牙向后,减径或减数。

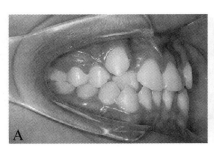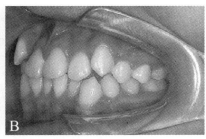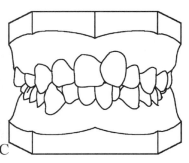

图 3-8 毛燮均第一类第一分类(I^1)

2. 第一类第二分类(I^2)

主要机制:牙量相对小,骨量相对大。

主要症状:有牙间隙(图3-9)。

矫治方法:缩小牙弓或结合修复。

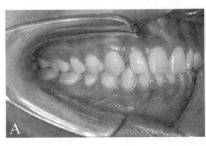
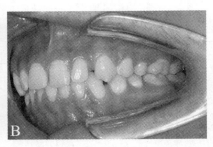
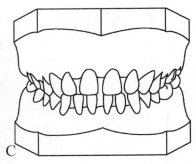

图 3-9 毛燮均第一类第二分类（I²）

二、第二类——长度不调

1. 第二类第一分类（II¹）——近中错殆

主要机制：上颌或上牙弓长度较小，下颌或下牙弓长度较大，或两者皆有。

主要症状：后牙为近中错殆，前牙为对殆或反殆，颏部前突（图3-10）。

矫治方法：矫正颌间关系。推下牙弓往后，或牵上牙弓向前，或两者并用。

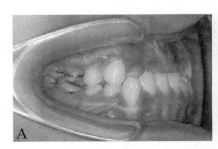
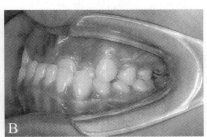
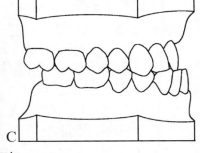

图 3-10 毛燮均第二类第一分类（II¹）

2. 第二类第二分类（II²）——远中错殆

主要机制：上颌或上牙弓长度较大，下颌或下牙弓长度较小，或两者皆有。

主要症状：后牙为远中错殆，前牙深覆盖、深覆殆，颏部后缩（图3-11）。

矫治方法：矫正颌间关系，推上牙弓往后，或牵下牙弓向前，或两者并用。

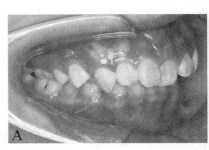
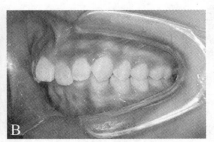
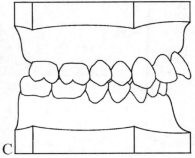

图 3-11 毛燮均第二类第二分类（II²）

3. 第二类第三分类（II³）

主要机制：上颌或上牙弓前部长度较小，下颌或下牙弓前部长度较大，或两者皆有。

主要症状：后牙中性𬌗，前牙反𬌗（图3-12）。

矫治方法：保持后牙𬌗关系，矫治前牙反𬌗。

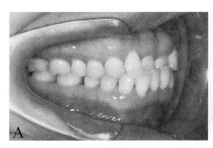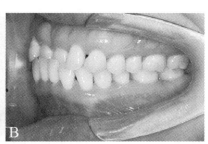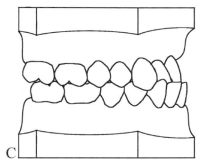

图3-12　毛燮均第二类第三分类（Ⅱ³）

4. 第二类第四分类（Ⅱ⁴）

主要机制：上颌或上牙弓前部长度较大，下颌或下牙弓前部长度较小，或两者皆有。

主要症状：后牙中性𬌗，前牙深覆盖（图3-13）。

矫治方法：保持后牙𬌗关系，矫治前牙深覆盖。

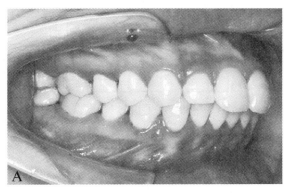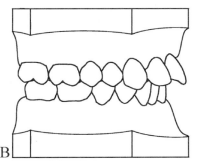

图3-13　毛燮均第二类第四分类（Ⅱ⁴）

5. 第二类第五分类（Ⅱ⁵）

主要机制：上下颌或上下牙弓长度过大。

主要症状：双颌或双牙弓前突（图3-14）。

矫治方法：减径或减数，以减少上下牙弓突度，或推上下牙弓向后。

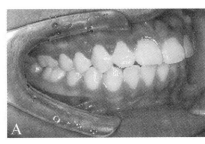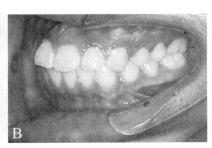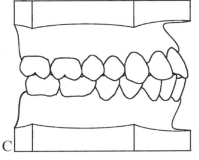

图3-14　毛燮均第二类第五分类（Ⅱ⁵）

三、第三类——宽度不调

1. 第三类第一分类（Ⅲ^1）

主要机制：上颌或上牙弓宽度较大，下颌或下牙弓宽度较小，或两者皆有。

主要症状：上牙弓宽于下牙弓，后牙正锁殆或深覆盖（图3-15）。

矫治方法：缩小上牙弓宽度，或扩大下牙弓宽度，或两者并用。

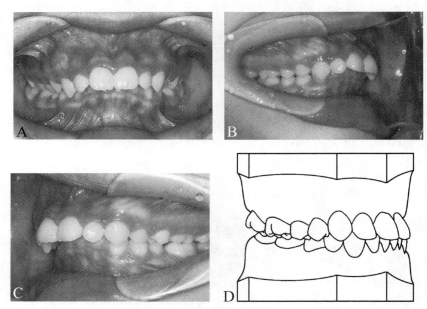

图 3-15　毛燮均第三类第一分类（Ⅲ^1）

2. 第三类第二分类（Ⅲ^2）

主要机制：上颌或上牙弓宽度较小，下颌或下牙弓宽度较大，或两者皆有。

主要症状：上牙弓窄于下牙弓，后牙对殆，反殆或反锁殆（图3-16）。

矫治方法：扩大上牙弓宽度，或缩小下牙弓宽度，或两者并用。

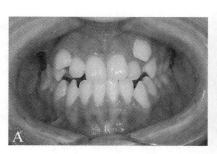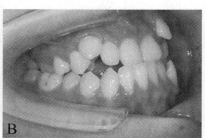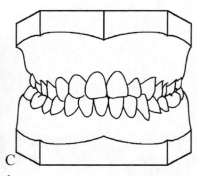

图 3-16　毛燮均第三类第二分类（Ⅲ^2）

3. 第三类第三分类（Ⅲ^3）

主要机制：上下颌或上下牙弓宽度过小。

主要症状：上下牙弓狭窄（图3-17）。

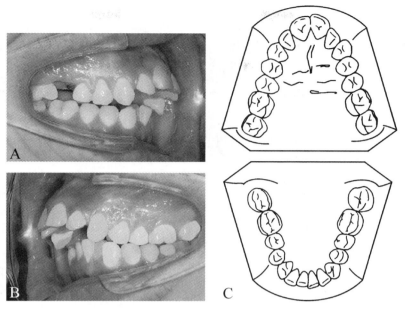

图 3-17 毛燮均第三类第三分类（Ⅲ³）

矫治方法：扩大上下牙弓，或用肌功能训练矫治法，并加强营养及咀嚼功能，以促进颌骨及牙弓的发育。

四、第四类——高度不调

1. 第四类第一分类（Ⅳ¹）

主要机制：前牙牙槽过高，或后牙牙槽过低，或两者皆有。

主要症状：前牙深覆𬌗，可能表现为面下 1/3 过低（图 3-18）。

矫治方法：压低前牙，或升高后牙，或两者并用。

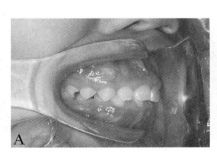
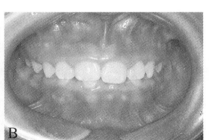
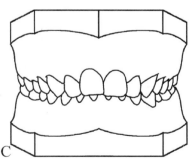

图 3-18 毛燮均第四类第一分类（Ⅳ¹）

2. 第四类第二分类（Ⅳ²）

主要机制：前牙牙槽过低，或后牙牙槽过高，或有颌骨畸形，或为复合机制。

主要症状：前牙开𬌗，可能表现为面下 1/3 过高（图 3-19）。

矫治方法：升高前牙或压低后牙，或两者并用，或矫治颌骨畸形。

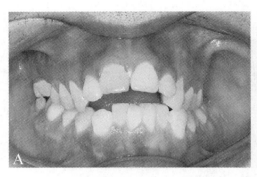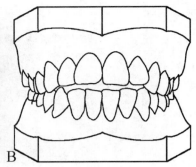

图 3-19　毛燮均第四类第二分类（Ⅳ²）

五、第五类——个别牙错位

主要机制：由局部变化所造成的个别牙错位，不代表殆、颌、面的发育情况，也没有牙量与骨量的不调。

主要症状：一般错位表现有舌（腭）向、唇（颊）向、近中、远中、高位、低位、转位、易位、斜轴等情况。有时几种情况同时出现，例如唇（颊）向、低位、转位等（图 3-20）。

矫治方法：按具体情况处理。

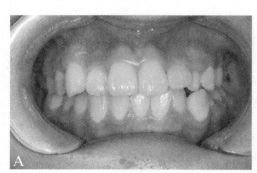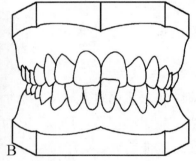

图 3-20　毛燮均第五类个别牙错位

六、第六类——特殊类型

凡不能归入前五类的错殆畸形，统属于此类。

矫治方法：按具体情况处理。

 小结

错殆畸形的科学与准确分类对于临床诊断和治疗设计都具有重要的指导意义。Angle 错殆分类法简明、方便、易懂，100 多年来始终应用于临床实践，得到了世界各国正畸界的肯定，是目前国际上广泛应用的一种分类方法。毛燮均教授将错殆畸形的机制、症状、矫治三者相结合，从长、宽、高三方面对错殆畸形进行综合分析和归类，充分体现了咀嚼器官的立体结构和形态变化。

练习题

选择题

1. 牙量骨量不调属于

    A. 毛氏 I 类错𬌗　　　B. 毛氏 II 类错𬌗　　　C. 毛氏 III 类错𬌗

    D. 毛氏 IV 类错𬌗　　　E. 毛氏 V 类错𬌗

2. 下列哪项是毛氏第 V 类错𬌗

    A. 个别牙错𬌗　　　B. 开𬌗　　　C. 前牙反𬌗

    D. 后牙锁𬌗　　　E. 深覆𬌗、深覆盖

3. 安氏 III 类亚类错𬌗是指

    A. 双侧磨牙为远中错𬌗关系

    B. 一侧磨牙为远中错𬌗关系，另一侧为中性𬌗关系

    C. 一侧磨牙为近中错𬌗关系，另一侧为中性𬌗关系

    D. 双侧磨牙为近中错𬌗关系

    E. 一侧磨牙为远中错𬌗关系，另一侧为近中错𬌗关系

4. Angle 错𬌗分类法是以哪颗牙为基准

    A. 上颌第一前磨牙　　　B. 上颌尖牙　　　C. 上颌第一磨牙

    D. 下颌第一磨牙　　　E. 下颌尖牙

5. 毛氏 I^1 错𬌗畸形的主要机制是

    A. 牙量相对大于骨量

    B. 牙量相对小于骨量

    C. 上下颌或上下牙弓的宽度过小

    D. 上颌或上牙弓的长度过大

    E. 下颌或下牙弓的长度过大

（朴正国）

第四章　错𬌗畸形的检查

学习目标

1. 掌握：记存模型的作用；记存模型的要求；记存模型的制取与修整。
2. 了解：记存模型的测量；错𬌗畸形的一般检查；错𬌗畸形的 X 线检查。

第一节　一　般　检　查

一、一般项目

姓名、性别、出生年月、民族、出生地或生长地、家庭住址、联系方式。

二、询问病史

1. 主诉　患者就诊的主要目的。

2. 现病史

（1）了解错𬌗畸形发生的时间，畸形进展情况，是否影响咀嚼及吞咽，是否做过相关治疗，治疗效果如何。

（2）了解是否有口腔不良习惯。

3. 既往史

（1）全身病史：与错𬌗畸形形成及发展有关的全身性疾病史，如儿童时期的急、慢性系统性疾病，内分泌功能异常，营养不良等。

（2）有无正畸治疗史；有无外伤或手术史，如上颌骨或下颌骨骨折、髁突肿瘤手术等。

4. 家族史　了解患者直系、旁系亲属中有无类似畸形或其他遗传性疾病及可能存在的遗传因素。

三、牙、颌、面的检查

（一）口外检查

1. 颌骨　上下颌骨形态、大小及位置有无异常，是否有上颌前突或发育不足，下颌前突或后缩。

2. 面部左右对称及面部比例协调情况 颏点位置是否正常,两侧上下颌骨、肌肉发育是否对称、面部比例是否协调、面中下 1/3 高度是否正常(图 4-1)。

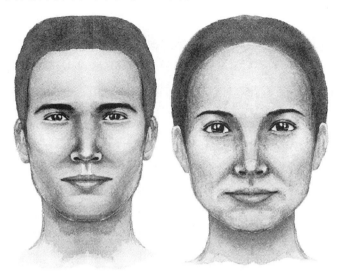

图 4-1 面部正位像

3. 侧面轮廓协调情况 直面型、凹面型或凸面型(图 4-2)。

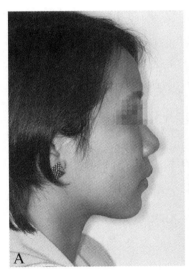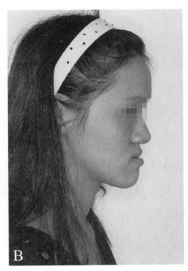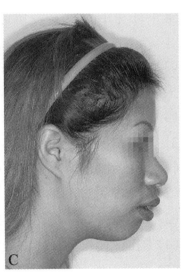

图 4-2 侧面轮廓
A. 直面型 B. 凹面型 C. 凸面型

4. 唇的形态和功能情况 上下唇闭合程度、上、下唇有无翻卷、缩短、开唇露齿等;颏唇沟深浅程度。

5. 颞下颌关节情况 两侧关节区有无压痛,做开闭口运动时有无关节弹响,张口度和张口型是否正常,下颌前伸及侧方运动时的轨迹有无异常等。

(二)口内检查

1. 牙齿

(1)殆的发育阶段:乳牙期、替牙期或恒牙期。

（2）牙齿的数目、大小及形态：牙齿的发育是否正常，有无额外牙、先天性缺失牙、牙体过小、牙体过大等畸形。

（3）牙齿的错位情况：有无个别牙的唇（颊）向错位、舌（腭）向错位、近中向错位、远中向错位以及高位、低位、易位、扭转或斜轴等错位。

（4）乳、恒牙萌出及替换情况：有无乳牙早失或滞留，恒牙早萌及早失等。

（5）龋病及牙周情况：有无龋齿以及龋坏的程度，是否经过完善的治疗；牙周组织是否健康，有无牙龈炎及牙松动情况。

（6）口腔卫生情况：评价其口腔卫生状况，如有无牙垢、牙石等。

2. 牙弓

（1）上下牙弓的长度关系：指上下牙弓的近远中关系。

1）上下第一恒磨牙的𬌗关系：中性𬌗、近中𬌗或远中𬌗，即安氏Ⅰ、Ⅱ、Ⅲ类关系。

2）上下前牙间的覆盖关系：前牙的覆盖关系是否正常，是否有深覆盖或反覆盖，以及异常覆盖的程度等。

3）上下牙弓的突度：有无上牙弓前突、下牙弓前突或双牙弓前突。

（2）上下牙弓的宽度关系：指上下牙弓的左右位置关系。

上下牙弓的宽度是否协调，是否有牙弓狭窄或牙弓宽大，后牙是否有对𬌗、反𬌗或锁𬌗。

（3）上下牙弓的高度关系：指上下牙弓的垂直向关系。

上下前牙之间的覆𬌗是否正常，是否有深覆𬌗或开𬌗，以及异常覆𬌗的程度等。

（4）上下中切牙之间的中线关系：中线有无偏移，与面部中线是否协调。

3. 口内其他软硬组织

（1）牙槽骨、基骨及腭盖的情况：牙槽骨的突度、基骨的丰满度及腭盖的高度。

（2）舌体：舌体的大小是否正常，活动是否灵活，位置有无异常等。

（3）唇、舌系带：唇系带的附丽位置是否过低，舌系带有无过短等异常现象。

（4）功能：咀嚼、发音、吞咽有无异常等。

（5）其他：有无唇腭裂及其术后修复情况。

四、全身情况检查

1. 生长发育情况　身高、体重，测定其生长发育情况。

2. 相关疾病　有无全身性疾病及鼻咽部疾病，如鼻呼吸道阻塞、扁桃体肥大等。

第二节　记存模型的制取与测量

记存模型是记录患者牙𬌗情况的模型，记存模型必须正确反映口腔组织形态及牙𬌗情况。

一、记存模型的作用

1. 用作矫治前的原始记录，是病例展示的重要组成部分。
2. 作为研究诊断的重要依据。
3. 用于确定矫治计划。
4. 用于治疗过程中的对照观察。
5. 用于治疗前后的疗效评估。
6. 司法鉴定时的重要法律依据。

二、记存模型的要求

1. 记存模型应准确、清晰。
2. 模型的范围须包括牙、牙弓、基骨、腭穹隆、系带、移行皱襞等。
3. 记存模型要求整齐、美观，并能正确反映患者的咬合关系和错殆情况。
4. 标明患者姓名、性别、年龄，注明制取模型的日期和编号。

三、记存模型的制取与修整

记存模型的制取方法和步骤与义齿修复基本相同，选择合适的托盘，应包括牙弓内的全部牙齿，托盘的边缘要有足够的高度才能取得基骨的正确形态。记存模型必须进行修整，修整的方法有两种：①模型修整器修整法；②成品橡皮托成型法。

（一）模型修整器修整法

1. 先修整下颌模型底面，使之与下牙弓的殆平面平行，模型座的厚度约为尖牙到前庭沟底总高度的 1/2。
2. 修整下颌模型座的后壁，使之与模型座的底面及牙弓的正中线垂直。后壁到模型上最后磨牙远中的距离，至少应有 1/2 牙冠宽度。
3. 按照实际咬合关系准确对好上下颌模型，以下颌模型为基准修整上颌模型，使上颌模型座的后壁与下颌模型座的后壁在同一平面上。
4. 修整上颌模型座的底面，使之与下颌模型座的底面平行。
5. 修整上下颌模型座的侧壁，使其与前磨牙及磨牙颊尖的颊面平行，周边留有 1/2 磨牙颊舌径宽度。
6. 修整下颌模型座的前壁，使其成为一圆弧形，与下牙弓前部弧度一致。
7. 修整上颌模型座的前壁，使其成为钝角的尖形，前尖在两中切牙之间，后尖在尖牙唇面中部。周边宽度可视前牙唇向倾斜度而定，如上前牙唇向倾斜明显，则周边相应较宽。
8. 修整上下颌模型座的侧壁和后壁的夹角，使其成为一短夹壁，与原夹角的平分线垂直（图4-3）。

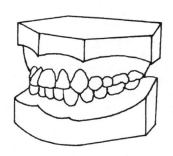
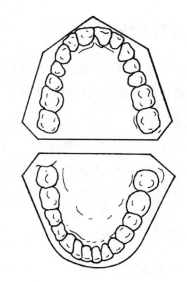

图 4-3　记存模型

（二）成品橡皮托成型法

1. 将模型做初步的修整，置于大小合适的橡皮托内，模型的前庭沟应与橡皮托的边缘平齐，模型的中线对准橡皮托的中线，模型的两侧则与橡皮托边缘的间距均匀一致。

2. 先做上颌模型，取适量调拌好的石膏置于橡皮托内，将初步修整的上颌模型放入橡皮托中，用毛笔抹平模型边缘，使之光滑平整。

3. 上颌模型基底石膏凝固后，将下颌模型根据咬合关系准确对位，用蜡固定在上颌模型上。

4. 调和适量的石膏倒入下颌橡皮托内，将下颌模型放入并置于垂直板上，要求上下颌模型的后壁紧贴垂直板，模型的底面与垂直板垂直，橡皮托的中线应与上颌橡皮托的中线一致，抹平下颌模型的边缘。

5. 石膏凝固后，从橡皮托中取出上下颌石膏模型，必要时可用砂纸将模型稍加修整。记存模型完成后，在上下颌模型座的后壁上标明姓名、性别、年龄、制取模型的日期等。

四、记存模型的测量

记存模型可以弥补正畸临床上口腔检查的不足，可从前方、侧方、后方仔细地观察患者的牙𬌗情况，上下牙弓情况及牙弓、牙槽弓、基骨弓三者的关系协调情况，并便于进行测量分析。

（一）牙弓拥挤度的测量

1. 牙弓应有长度　即牙弓内各牙齿牙冠宽度之和。恒牙列期，可用分规或游标卡尺测量每个牙冠的最大径。由于多数错位牙出现在牙弓的前、中段，因此，一般测量第一恒磨牙前牙弓内各牙冠的宽度，其牙冠宽度之和即为牙弓应有长度或必需间隙（图 4-4）。

图 4-4　牙弓应有长度测量

若需作全牙弓分析时，测量全部牙的牙冠宽度，其总和为全牙弓应有长度或全牙弓的必需间隙。

2．牙弓现有长度 即牙弓整体弧形长度。

下牙弓现有长度：用一根直径约为 0.5mm 的细铜丝，一般从下颌第一恒磨牙近中接触点开始，沿下颌前磨牙颊尖、下颌尖牙牙尖，经过正常排列的下颌切牙切缘至对侧第一磨牙近中接触点形成一条弧线。然后将铜丝弄直后测量其长度，一般可测量三次，求得的平均值即为下牙弓现有长度或可用间隙（图4-5）。

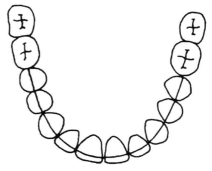

图 4-5 牙弓现有长度的测量

上牙弓现有长度：一般从上颌第一恒磨牙近中接触点开始，沿前磨牙𬌗面、尖牙牙尖和切牙切缘，至对侧第一磨牙近中接触点形成一条弧线，同法测量三次，取平均值。

3．牙弓拥挤程度 牙弓应有长度与牙弓现有长度之差，或可用间隙与必需间隙之差，即为牙弓的拥挤度。

（二）牙弓长度的测量

牙弓长度的测量是以左右两侧第二恒磨牙远中接触点之间的连线为底线，由两中切牙近中接触点向底线所作的垂线，即为牙弓的总长度，总长度由前向后可分为前段、中段、后段长度（图4-6）。

（三）牙弓宽度的测量

牙弓宽度的测量一般测量三个部位的宽度，即牙弓前段宽度（两侧尖牙牙尖间的宽度）；牙弓中段宽度（两侧第一前磨牙中央窝间的宽度）；牙弓后段宽度（两侧第一磨牙中央窝间的宽度）（图4-7）。

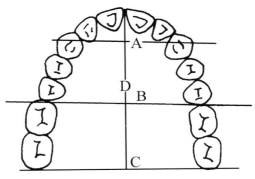

图 4-6 牙弓长度的测量

A．前段长度 B．中段长度 C．后段长度 D．全牙弓长度

（四）基骨的测量

基骨的测量分基骨的长度和宽度两个方面。基骨长度是测量中切牙唇侧黏膜移行皱襞处牙槽骨的最凹点到第一恒磨牙远中接触点的垂直距离。宽度是测量左右第一前磨牙颊侧移行皱襞处牙槽骨最凹点间的距离（图4-8）。

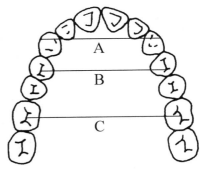

图 4-7 牙弓宽度测量

A．牙弓前段宽度 B．牙弓中段宽度 C．牙弓后段宽度

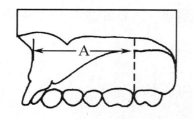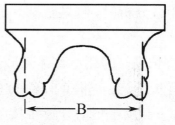

图 4-8 基骨的长度和宽度测量

A. 基骨长度 B. 基骨宽度

 小知识

计算机辅助模型分析

随着计算机技术和信息技术在正畸领域的深入应用与飞速发展，借助计算机辅助诊断系统进行模型分析已经在正畸临床上体现出良好的应用前景。近年来许多新技术问世，已能获取物体立体结构，在计算机上进行三维重构，并通过快速成形还原物体。这些非侵入性检查迅速发展，使电脑"取模"成为可能。

数字化三维模型的建立可大大提高模型测量的精度与速度。患者的模型便于永久储存，而且省去石膏模型所需的存储空间，同时有利于在网上进行远程会诊。

第三节 X 线 检 查

一、常规检查

1. 全口牙位曲面体层X线片　可全面观察全口牙发育情况及上下颌骨发育情况（图4-9）。

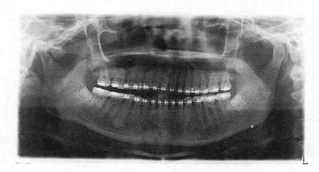

图 4-9 全口牙位曲面体层X线片

2. X线头影测量片　用于描图、定点、画线和测量分析，从而了解牙颌、颅面软硬组织的结构及相互关系，是研究颅面生长发育和诊断分析牙颌及颅面畸形的重要手段（图4-10，图4-11）。

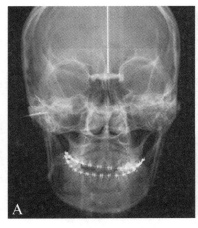
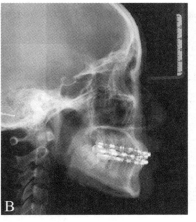

图 4-10　X 线头影测量片

A. 正位 X 线头影测量片　　B. 侧位 X 线头影测量片

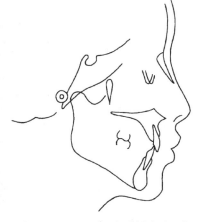

图 4-11　X 线头影描绘图

 小知识

锥形束 CT

　　锥形束 CT（CBCT）为口腔颌面部提供高分辨率的三维影像信息，是 21 世纪发展迅速的口腔颌面部辅助检查手段。在正畸领域主要用于确定牙齿位置（如埋伏牙定位），探测牙根形态，观察牙槽骨壁的厚度，研究牙根与骨壁之间的关系，测量解剖标志点间的距离及角度，评价软组织结构形态等。

二、辅助检查

　　1. 根尖片　根尖片可显示额外牙、缺失牙、阻生牙、牙胚发育情况，牙长轴倾斜情况，牙根有无吸收和弯曲、牙根长度及粗细，髓腔和牙体、牙周有无病变情况等（图 4-12）。

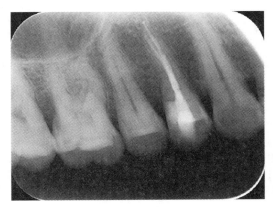

图 4-12　根尖片

　　2. 颞下颌关节侧斜位片　亦称许勒位片或颞下颌关节经颅侧斜位片。

　　此位置可以拍摄两侧开、闭口位片，检查髁突、关节间隙、关节结节及关节凹的情况，用于对比观察矫治前、中、后颞下颌关节的变化（图 4-13）。

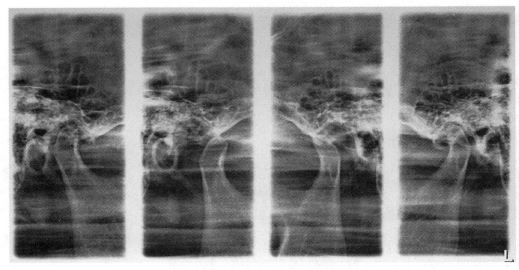

图 4-13　颞下颌关节侧斜位片

💡 小知识

X 线片的骨龄判别

1. 手腕骨 X 线片　通过对手腕各骨钙化情况的检查，可了解生长发育是否处于快速生长发育期，以评估生长发育的潜力。拇指尺侧籽骨开始钙化是青春迸发高速期的一个可靠指征（图 4-14）。

2. 颈椎 X 线片　利用头颅侧位片观察颈椎（主要是第 2～第 4 颈椎）的形态，评价生长发育的状态和潜力。主要观察椎体的整体形状（由薄而水平向矩形变至厚而垂直向矩形）、椎体上面（由斜面渐变至水平）、椎体底面（由水平渐变至凹陷）（图 4-15）。

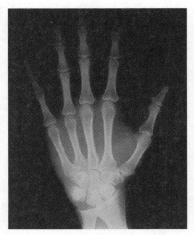

图 4-14　手腕骨 X 线片

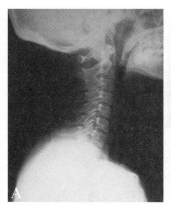

图 4-15　颈椎 X 线片及示意图

小结

错𬌗畸形的检查包括一般检查、X线检查和记存模型的制取与测量。在一般检查中要注意掌握病史的采集以及必要的辅助检查方法，了解如何判定生长发育状况。本章重点介绍了记存模型的作用、要求及修整技术；通过对记存模型的检查测量，来弥补临床上口腔检查的不足，全方位地观察牙𬌗情况，明确错𬌗畸形的诊断，为制订正确的治疗方案提出可靠的依据。

 练习题

选择题

1. 记存模型的作用包括
   - A. 用作矫治前的原始记录
   - B. 作为研究诊断的重要依据
   - C. 用于确定矫治计划
   - D. 治疗过程中的疗效观察、对照、评估
   - E. 以上均正确

2. 全口牙位曲面体层X线片
   - A. 可观察全口牙发育情况及上下颌骨发育情况
   - B. 可用于研究颅面生长发育情况
   - C. 可显示上下牙的牙冠部
   - D. 可显示上颌前部全貌
   - E. 可显示下牙弓的横断面影像

3. 研究颅面生长发育常用的研究方法是
   - A. 咬合片
   - B. 根尖片
   - C. X线头影测量片
   - D. 颞下颌关节侧斜位片
   - E. 口腔颌面部CT

（朴正国）

第五章　错殆畸形矫治的生物机械原理

错殆畸形的矫治，主要是通过矫治器对错位牙、牙弓或畸形颌骨施加一定的矫治力，或改变口面肌异常功能，引起牙周组织、颌骨在生理限度的组织改建和重塑，从而达到矫治错殆畸形的目的。

第一节　矫　治　力

正畸治疗的过程，实质上就是矫治力的应用过程，任何组织变化均离不开力的作用。只有适度的矫治力通过矫治器作用于错位牙、牙弓及颌骨，才能获得理想的矫治效果。

一、矫治力的来源

1. 机械力　由矫治器及其附件所产生的力。如各种弹性金属丝、弹簧及橡胶弹力圈等。
2. 肌力　大部分功能性矫治器就是利用肌收缩力或解除过度的肌收缩力而达到矫治错殆畸形的目的。
3. 磁力　由两块永磁体之间的磁场相互作用产生的力，根据同极相斥、异极相吸的原理，以达到移动牙齿的目的。距离近，矫治力大，距离远则矫治力小。

二、矫治力的种类

各种矫治器所产生的矫治力，其性质、大小、作用时间等均有不同，引起的组织变化也不相同。因此，可根据矫治力的来源部位、强度、作用时间和效果进行分类。

（一）根据矫治力的力源部位分类

1. 颌内力　同一牙弓内的牙齿相互牵引产生的作用力和反作用力（图5-1）。

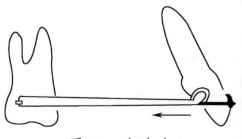

图 5-1　颌内力

2. 颌间力 上下颌之间的牙或牙弓相互牵引产生的作用力和反作用力,根据作用目的的不同,可分为颌间Ⅱ类牵引、颌间Ⅲ类牵引和颌间垂直牵引(图5-2)。

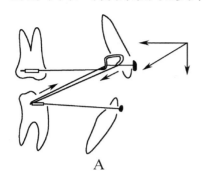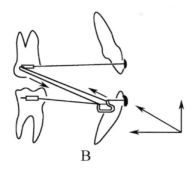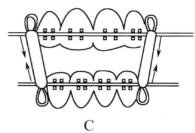

图 5-2 颌间力

A. 颌间Ⅱ类牵引 B. 颌间Ⅲ类牵引 C. 颌间垂直牵引

3. 颌外力 以颈部和额、颏、颅等骨作为抗基,将力作用于牙、牙弓或颌骨,可产生较强的矫治力,使牙、牙弓或颌骨发生移位或改建(图5-3)。

（二）根据矫治力强度分类

1. 轻度力 力的强度约60~100g。

2. 中度力 力的强度约100~300g。

3. 重度力 力的强度大于300g。

（三）根据矫治力作用时间分类

1. 间歇力 对错位牙间断产生作用的矫治力称为间歇

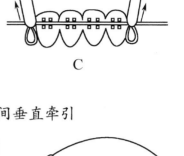

图 5-3 颌外力

力。大部分活动矫治器产生的矫治力为间歇力,一般会在短时间内消失而需要再次加力。

2. 持续力 对错位牙持续产生作用的矫治力,称为持续力。该力可持续几周或更长的时间,固定矫治器多为持续力,如正畸弓丝、螺旋弹簧所产生的力。

（四）根据矫治力作用效果分类

1. 正畸力 力值较弱,作用力范围较小,通过牙齿在生理范围内的移动,以矫治错𬌗畸形。该力主要表现为牙和牙弓的改变,以及少量基骨的改变,对颅、颌骨形态的改变不明显。如活动矫治器和固定矫治器产生的矫治力多为正畸力。

2. 矫形力 力值较大,作用力范围较大。主要作用在颅骨、颌骨上,能使骨骼形态及位置改变,骨缝打开,对颜面形态改变作用较大。如在青春期及青春前期儿童使用的上颌前牵器、扩弓螺旋器等产生的矫治力均为矫形力。

第二节 错𬌗畸形矫治过程中的组织变化

在错𬌗畸形矫治过程中,当矫治力作用于牙、牙周及颌骨等组织时,均会引起一系列的组织变化,从而达到牙齿移动和颌骨矫形的效果。

一、牙周组织的变化

1．牙周膜的变化　　适宜的矫治力作用于牙齿后，牙周膜一侧受牵拉，另一侧受压迫。张力侧的牙周膜纤维拉伸变长，牙周间隙增宽，胶原纤维和基质增生，成纤维细胞增殖，成骨细胞分化；压力侧的牙周膜受挤压而紧缩，牙周间隙变窄，血管受压血流量减少，胶原纤维和基质降解吸收，破骨细胞分化。当外力去除后，牙周纤维经过一段时间可重新排列与重新附着，支持牙齿在新的位置上，并恢复正常牙周膜的宽度。如果矫治力过大，牙周膜内血管可因过度受压而局部缺血或出血，牙周膜内细胞发生坏死，成骨和破骨细胞的分化也就终止了，会导致牙齿移动减慢和牙齿松动。

2．牙槽骨的变化　　适宜的矫治力作用于牙齿后，在张力侧牙槽骨的内侧面，成骨细胞活跃，产生新骨，外侧面，则有破骨细胞的活动，吸收原有骨质，以保持牙槽骨的正常厚度。在压力侧的牙槽骨内侧面，因受压而有破骨活动，以缓解牙周膜所受压力，外侧面成骨细胞活跃，以保持牙槽骨的正常厚度（图5-4）。整个有变化区域的过渡性骨恢复正常骨结构，大约需要半年到1年甚至更长的时间，在这一时期内，必须使用保持器保持，防止牙移动后复发。如果矫治力过大，在压力侧的牙槽骨内侧面不发生直接的骨吸收，而在稍远处发生"潜行性"骨吸收（图5-5），牙移动速度减慢，出现过度的松动和疼痛，恢复时易发生根骨粘连。所以，在施加矫治力时，应控制矫治力的大小。

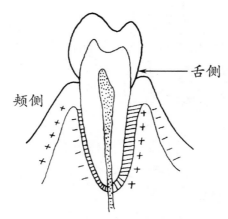

图5-4　当牙齿受到舌侧向颊侧的
压力时，牙周组织变化示意图
"+"表示骨沉积　"–"表示骨吸收

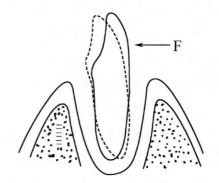

图5-5　矫治力过大时，牙槽骨的
变化示意图

F：力　"–"为潜行性吸收

3．牙龈的变化　　正畸治疗过程中，随着牙齿的移动，牙龈也同时出现一定的改变。压力侧因受挤压稍有隆起，张力侧略受牵拉，牙龈上皮组织和固有层结缔组织出现一定的增生和改建。但牙龈组织的改建速度慢于牙槽骨的改建，对牙移动后的稳定有一定的影响。

二、牙体组织的变化

1．牙髓组织的变化　矫治力适宜时，牙根尖部血管受轻压，牙髓组织轻度充血，对温度的变化敏感，有时出现牙髓活力下降，一般可在矫治完成后恢复。如矫治力过大，则可发生部分或全部牙髓变性甚至坏死。死髓牙若没有并发根尖周炎，经根管治疗后同样可以进行正畸移动。

2．牙骨质的变化　由于牙骨质抗压能力强，在矫治力的作用下，其吸收范围小、程度轻，X线片上难以发现，而且能较快地由新生牙骨质及时进行修复。

3．牙根的反应性改变　在正畸治疗过程中，牙根的反应性改变主要表现为牙根的吸收。牙根吸收有三种类型：①轻微吸收：大部分经移动的牙均有发生，一般在X线片上难以发现；②进行性吸收：多发生在牙根尖，使牙根变得短而钝，是因矫治力过大或较大的矫治力持续时间过长所致。在治疗过程中，应经常进行X线检查；③特发性吸收：这种吸收与矫治力无关，可能是个体自身骨代谢异常所致，在矫治前可通过X线片发现，应特别注意，在施加矫治力后往往会诱发或加重牙根吸收。

三、腭中缝的变化

腭中缝是两侧骨突交错向对侧延伸，形成互相嵌合的不规则线。在青春期之前，腭中缝无完全的骨性联合，其间依靠结缔组织相连接。在快速扩弓时，裂缝逐渐扩大，大量的成骨细胞在两侧骨突的顶端集聚分布，形成新骨，同时结缔组织的血管、纤维细胞的数目增多。扩弓疗效的实现取决于腭中缝快速打开的程度及后牙颊向移动的结果，前者是主要效应。青春期以后，腭中缝结缔组织逐渐钙化，至成年后腭中缝完全骨化，此时的扩弓效果主要取决于后牙颊向移动的结果。

第三节　牙齿移动的类型及组织变化特征

牙齿移动是一种复杂的生物机械运动。由于施加矫治力的方式不同，会出现不同类型的牙齿移动。

一、倾斜移动

倾斜移动是指受力牙以支点为中心，牙冠和牙根作相反方向的移动。牙的倾斜移动是最为简单且最易形成的一种移动方式，所需的力较小。当牙倾斜移动时，每个牙根周围变化呈现两个压力区和两个张力区，其中以根尖及龈缘附近受力最大（图5-6）。牙周组织变化为压力区有骨质吸收而张力区有骨质沉积。牙齿旋转中心的位置一般与着力点有关，力

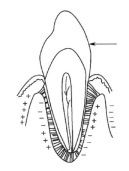

图5-6　牙齿倾斜移动时的组织改建示意图
压力与张力的分布（"+"表示张力；"−"表示压力）

的作用点愈近牙冠的颈部，旋转中心就愈近根尖。应用活动矫治器矫治的牙，大都呈倾斜移动。

二、整体移动

整体移动是指牙冠和牙根同时向同一方向等距离移动。矫治力所在的一侧为张力侧，而另一侧为压力侧，分别发生骨质增生与骨质吸收（图 5-7）。整体移动较难实现，只有使用特定的矫治器才能达到，其所需的力值约大于牙齿倾斜移动所需力值的2倍。

三、旋转移动

旋转移动是指牙齿沿其长轴而进行的旋转。牙齿旋转移动时，常需要使用力偶或相对力的方法，在牙根周围形成两个压力区和两个张力区（图 5-8）。扭转牙在矫治时，由于其牙周膜纤维基本都被牵拉扭绞，牙周纤维之间的毛细血管受压，影响血液循环，牙槽骨的增生和吸收均较缓慢，牙齿移动缓慢，矫正后需要保持的时间也较长，并且容易复发。可用牙龈纤维切断的办法提高疗效，减少复发。

四、转矩移动

转矩移动是指使牙齿的一部分移动，而另一部分被限制移动。通常指"根转矩"，即牙根移动而牙冠很少移动，又称为控根移动（图 5-9）。矫治时，需要在牙冠上利用力偶作用，限制牙冠的移动，以达到根转矩的目的。此类移动，根尖区的压力最大，如果施力不当，容易发生牙根吸收和牙髓坏死。此类移动常需用固定矫治器才能完成。

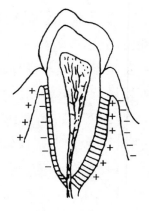

图 5-7　牙齿整体移动时的组织改建示意图

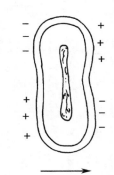

图 5-8　牙齿旋转移动时的组织改建示意图

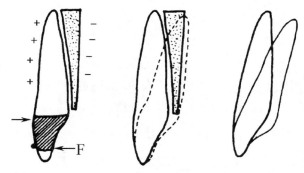

图 5-9　牙齿转矩移动时的组织改建示意图

F：力

五、伸长或压低移动

伸长或压低移动是指将牙齿向外拉出伸长或向下压入移动。牙齿伸长移动时，牙槽窝底部和周边的牙周膜纤维均受到牵拉增生，牙齿逐渐向冠方移动；牙齿压低移动时，根尖区牙周膜纤维受压，牙槽窝表面呈较为广泛性骨吸收活动（图5-10），直至根尖区牙槽骨被吸收后，牙齿才可向牙槽窝底压入。若矫治力过大，无论是伸长或压低移动均可造成根尖血管的损伤，而引起牙髓、牙周组织的病变。

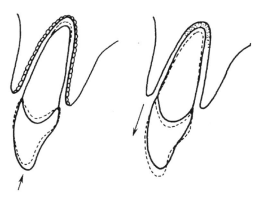

图 5-10 牙齿伸长与压低移动时的组织改建示意图

 小结

错殆畸形的矫治主要是通过对牙齿和颌骨施加一定的矫治力，引起牙周组织与颌骨的组织改建和重塑，从而达到矫治错殆畸形的目的。矫治力分为正畸力和矫形力，正畸力主要表现为牙和牙弓的改变，以及少量基骨的改变，矫形力力量较强，主要作用在颅骨、颌骨上，对颜面形态改变作用较大。在矫治力作用下，牙周组织、牙体组织及腭中缝等都会发生相应的变化。对牙齿施加矫治力的方式决定牙齿移动方式，正畸牙齿移动有倾斜移动、整体移动、转矩移动、旋转移动、伸长或压低移动五种类型。

 练习题

选择题

1. 下列有关矫治过程中的牙周组织变化，错误的是

　　A. 张力侧的牙周膜纤维被拉长，牙周间隙增宽

　　B. 压力侧组织受挤压而紧缩，牙周间隙变窄

　　C. 张力侧牙槽骨的内侧面，成骨细胞活跃，产生新骨

　　D. 压力侧的牙槽骨内侧面，因受压而有破骨活动

E. 牙龈在正畸治疗中的变化很小,但对疗效的影响却很大

2. 扩弓螺旋器开展腭中缝施加的力是

A. 正畸力   B. 矫形力   C. 肌力

D. 咬合力   E. 磁力

3. 最容易实现的牙齿移动方式是

A. 倾斜移动   B. 整体移动   C. 转矩移动

D. 旋转移动   E. 伸长或压低移动

（王琪姝 马玉革）

第六章　矫治器及其制作技术

学习目标

1. 掌握：机械性活动矫治器的基本结构与功能；常用的机械性活动矫治器和功能性矫治器的制作；口内矫形力矫治器的制作；功能性矫治器的适应证及分类。
2. 熟悉：矫治器的定义、基本性能和类型；活动矫治器和固定矫治器的优缺点；支抗的概念；制作矫治器常用器械的使用方法。
3. 了解：固定矫治器矫治技术；口外矫形力矫治器矫治技术；舌侧矫治器矫治技术；无托槽隐形矫治技术。

第一节　概　　述

错𬌗畸形的矫治不同于其他疾病的治疗，主要是运用不同的矫治技术，通过矫治器的施力来完成。

一、矫治器的定义

用于矫治错𬌗畸形的各种装置统称为矫治器，又称正畸矫治器。它可产生作用力，或传导由咀嚼肌、口周肌产生的作用力，使畸形的颌骨、错位的牙及牙周支持组织发生改建，以利于牙、颌、面的正常生长发育。

二、矫治器的性能要求

1. 对口腔软硬组织及颌面部无损害，不与唾液发生化学反应，符合生理要求，不影响牙、颌、面的正常生长发育和功能。
2. 结构应简单、牢固；材料应有足够的强度；功能部位弹力好，力的大小和方向易于控制，疗效好；应具有稳固的支抗。
3. 体积尽量小巧，戴用舒适，美观影响小。
4. 易清洁，不影响口腔卫生。

三、矫治器的类型

（一）根据矫治器的固位方式分类

1. 活动矫治器　患者可自行取戴，经医师调整加力后再戴入口内。

2. 固定矫治器　患者不能自行取下，矫治器通过黏着或结扎固定在牙面上，需医师用器械将其取下。

（二）根据矫治力的来源分类

1. 机械性矫治器　其矫治力来源于各种金属丝变形后的回弹力，或弹性材料拉伸后的回缩力。由人工施加的机械力，直接或间接作用于牙颌器官上，以达到调整颌间关系和移动错位牙的目的。

2. 功能性矫治器　矫治器本身不产生矫治力。通过配戴的矫治器将咀嚼肌或口周肌在功能活动下产生的作用力，传递至被矫治的部位，诱导其生长发育向正常方向进行。

3. 磁力性矫治器　利用永磁材料异性相吸、同性相斥的作用力矫治错𬌗畸形。

（三）根据矫治器的作用目的分类

1. 矫治性矫治器　通过施加作用力，主动矫治牙、颌、面畸形，作用力可为机械力或口周肌功能力。

2. 预防性矫治器　预防可能发生的错𬌗畸形，如缺隙保持器或预防性舌弓，以保持牙弓长度，预防牙列拥挤。

3. 保持器　用于正畸治疗完成后被移动牙的保持，使之稳定在新的位置，减少复发。

四、活动矫治器和固定矫治器的优缺点

活动矫治器和固定矫治器的优缺点见表 6-1：

表 6-1　活动矫治器和固定矫治器的比较

	活动矫治器	固定矫治器
优点	1. 患者可自行摘戴，便于清洁，利于保持口腔卫生	1. 固位良好，支抗充足
	2. 如施力过大，可自行取下，避免损伤牙体、牙周组织	2. 能控制矫治牙的移动方向，实现多种形式的牙移动（整体移动、转矩移动等）
	3. 结构简单、制作容易、成本低	3. 能矫治较复杂的错𬌗畸形
	4. 不影响美观，如有社交、演出等场合，可临时取下	4. 体积小、舒适、不影响发音
	5. 能矫治一般常见的错𬌗畸形	5. 临床复诊加力间隔时间长
		6. 患者不能自行取戴，矫治力作用持续而稳定

续表

活动矫治器	固定矫治器
缺点 1. 支抗通常不足，效果不佳 2. 控制牙移动能力较差，牙齿移动方式多为倾斜移动，整体移动难 3. 异物感明显，影响发音 4. 可随意摘下，疗效依赖于患者的配合 5. 剩余间隙的处理、垂直向不调的错𬌗等矫治，疗效较差 6. 临床复诊加力间隔时间短，疗程较长	1. 口腔卫生不易保持，可引发龋病、牙龈炎等 2. 矫治技术相对复杂，椅旁操作时间较长，要求有经验的医师来完成 3. 若加力过大，容易引起牙体、牙周组织的损害 4. 矫治器容易显露，对美观有一定的影响

五、支抗

（一）支抗的概念

在正畸矫治过程中，任何作用于矫治牙、牙弓或颌骨的使其移动的矫治力，必然会同时产生一个大小相等、方向相反的反作用力，而对抗这种反作用力的结构称为支抗（图6-1）。这些结构可以是牙、牙弓、口唇肌肉或颅面骨骼。

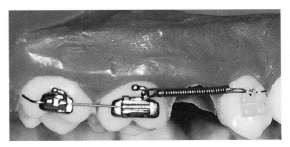

图 6-1 关闭拔牙间隙，磨牙近中移动，前牙远中移动

（二）支抗在正畸治疗中的意义

支抗是正畸矫治移动的基础，矫治牙能否按设计要求的方向及程度移动，与支抗部分的设计有着密切的关系。在正畸治疗过程中，常利用一部分牙、牙弓和颌骨或头的顶、枕、颈部作为支抗，这些被用作支抗的部位称为抗基。由于有抗基的支抗作用，对抗矫治过程中产生的反作用力，才能产生所需要的矫治力。通常情况下不希望支抗牙移动，因此，必须对支抗进行有效的控制。

（三）支抗的种类

1. 颌内支抗　支抗牙与矫治牙在同一牙弓内，利用支抗牙作为支抗而使矫治牙移动（图6-2）。

2. 颌间支抗　以上颌（上牙弓）或下颌（下牙弓）作为支抗来矫治对颌牙；或通过上下颌间的交互支抗来调整颌位关系，如上下颌间的Ⅱ类牵引或Ⅲ类牵引，颌间支抗也是一种交互支抗（图6-3）。

3. 颌外支抗　又称口外支抗，支抗部位在口外，如以枕部、颈部、头顶部等作为抗基，以抵抗较大矫治力的反作用力（图6-4）。

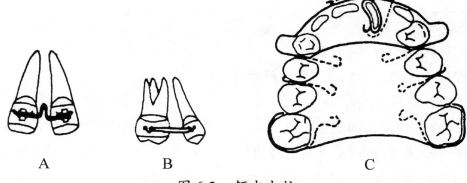

图 6-2 颌内支抗

A. 颌内交互支抗　B. 颌内简单支抗，以支抗力较大的牙为抗基，移动支抗力较小的牙

C. 活动矫治器用（前）磨牙和基托为抗基，矫治扭转的中切牙

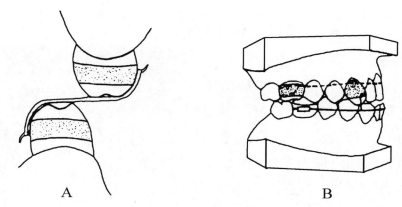

图 6-3 颌间支抗

A. 颌间个别牙互为支抗，交互牵引　B. 颌间牵引矫治近中错𬌗畸形

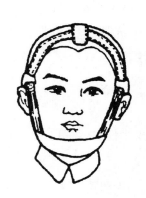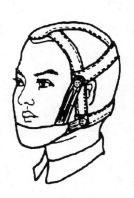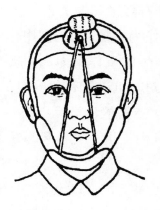

图 6-4 颌外支抗

（四）加强支抗的方法

在正畸治疗过程中，希望矫治牙按需要的方向及距离移动，而作为支抗部分的支抗牙则常要求尽量不移位或仅少量移位，以保持良好的𬌗关系。因此，在矫治过程中必须

设计充分的支抗。

1. 适当增加支抗牙的数目　固定矫治器可在第二磨牙上粘接带环；活动矫治器可增加矫治器的固位装置，如卡环、邻间钩等。

2. 适当增大活动矫治器的基托面积，并保持与组织面密贴。

3. 使用支抗磨牙舌侧装置，包括 Nance 弓、横腭杆、舌弓等（图 6-5）。

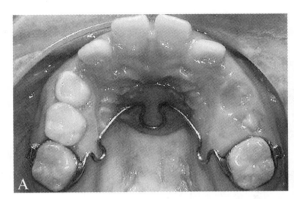
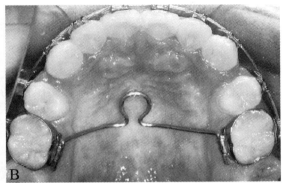
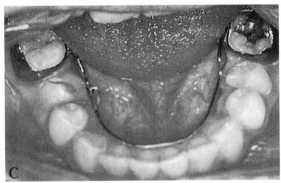

图 6-5　增强支抗装置

A. Nance 弓　　B. 横腭杆　　C. 舌弓

4. 使用头帽、口外弓等颌外支抗。

5. 可将支抗牙连成一整体而增强支抗作用。

6. 使用种植体支抗（图 6-6）。

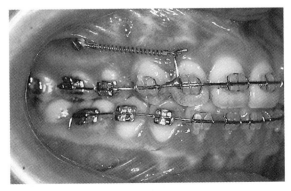

图 6-6　种植体支抗

小知识

随着口腔种植学的发展,种植体支抗已成为口腔正畸治疗中的一种支抗形式,是应用植入牙槽骨或颌骨的种植体作为支抗。其最大的特点是避免以牙或牙弓作为支抗时可能出现的移位,保证了矫治过程中对牙列间隙的充分利用,减少了口外支抗的使用。

六、制作矫治器的常用器械

制作活动矫治器的常用器械与制作活动义齿的器械基本相同。这里仅就制作矫治器的专用器械进行简单介绍(图6-7)。

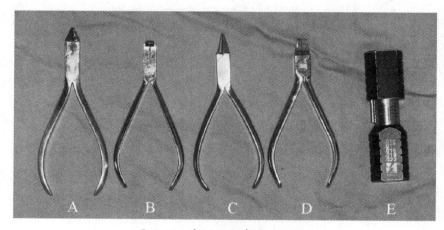

图6-7 部分正畸专用器械

A.梯形钳 B.末端切断钳 C.长喙细丝钳 D.转矩形成钳 E.弓丝成型器

1. 梯形钳 用于唇弓、圈簧的弯制,弯制钢丝的直径应不超过0.6mm。

2. 末端切断钳 用于切断并夹持口内主弓丝末端过长的部分,要求使用的弓丝直径不超过0.6mm。

3. 长喙细丝钳 用于弯制各种复杂的矫治曲,有的在钳嘴底部有一能切断直径为0.6mm以内弓丝的切剪。

4. 转矩形成钳 用于弯制方丝上的转矩,弯制时需两把钳子同时使用。

5. 弓丝成形器 主要用于方丝的弯制成形。弓丝成形器上有不同转矩或不同尺寸的方形槽沟,可根据需要弯制。

制作固定矫治器的其他器械还有:点焊机、持针器、金冠剪、测力计、游标卡尺、托槽定位器、游离牵引钩固定钳、托槽去除钳、鹰嘴钳、带环成形钳、磨牙带环就位器等。

(马晓丽)

第二节 机械性活动矫治器及其制作技术

一、机械性活动矫治器的结构与功能

（一）结构

机械性活动矫治器由固位部分、加力部分和连接部分组成。

（二）功能

1. 固位部分 位于支抗基牙上防止矫治器脱位的装置，起到固位作用。临床常用的固位装置有卡环、邻间钩等。

2. 加力部分 矫治器发挥矫治力的部分，也称功能部分或作用部分。临床常用的功能装置有各类弹簧、唇弓、螺旋器和弹力橡皮圈等。

3. 连接部分 将各个部件连接成整体的部分。常用的连接装置有基托、腭杆、舌杆或舌弓等。

二、机械性活动矫治器各组成部分的功能和制作要点

（一）固位部分

1. 卡环

（1）单臂卡环：只有一个卡环臂，是用不锈钢丝弯制的形状如 C 形、临床常用的卡环。

1）功能：固位作用，多用于磨牙、前磨牙，有时也用于前牙。

2）制作方法及要点：①先用雕刻刀在石膏模型上沿颈缘线刻去约 0.5mm；②取一段直径 0.8～1.0mm，长约 5cm 的不锈钢丝，将末端磨圆钝；③用尖头钳先将钢丝末端弯入邻间隙内约 0.5mm，再形成位于颊面外形高点下，并与牙面密贴的 C 形卡臂，然后沿殆外展隙转至舌腭侧，形成连接体埋入基托。

（2）箭头卡环（图 6-8）：又称 Adams 卡环，由美国医师 Adams 于 1957 年设计。常用直径 0.7～0.9mm 的不锈钢丝弯制。乳牙、切牙或尖牙用 0.7～0.8mm 的不锈钢丝；恒磨牙用 0.8～0.9mm 的不锈钢丝。

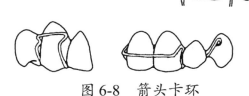

图 6-8 箭头卡环

1）功能：利用卡环的箭头部分，卡抱在基牙颊侧近远中倒凹区起固位作用，多用于第一恒磨牙，也可设计在前磨牙及前牙上。牙冠高大，倒凹明显者，固位好；牙冠短小，倒凹较小者，可将两箭头伸进邻间隙内，位于接触点下方及相邻两牙近远中轴角区，以达到固位的目的。箭头卡的两箭头间的桥部可焊接圆管、拉钩等附件，以便插入唇弓、唇挡或挂牵引皮圈等。

2）制作方法及要点：①先用雕刻刀刻去石膏模型上基牙颊侧近远中邻间隙龈乳头顶

处的石膏深约 0.5mm；②取一段长约 8cm 的不锈钢丝，按基牙颊面略小于近、远中宽度，用有色笔在钢丝上做记号，然后用梯形钳沿记号将钢丝两端弯向同一方向，形成两个略小于 90° 的卡环桥部；③在距两内角顶 2～3mm 处，用梯形钳或尖头钳将钢丝向反方向弯曲 180°，形成两个箭头，再用钳喙夹住箭头平面使箭头与基牙长轴成 45°，与卡环桥部也成 45° 的弯曲，使箭头平面紧贴在邻间隙的牙面上。卡环桥部应稍离开基牙的颊面；④最后将两游离端沿接触点颊侧，越过𬌗外展隙至舌腭侧，离开模型约 0.5mm，形成连接体埋入基托内。

（3）连续卡环（图 6-9）：主要用于后牙，是包括两个或两个以上基牙的卡环，又称长臂卡环。其外形与单臂卡环相似。

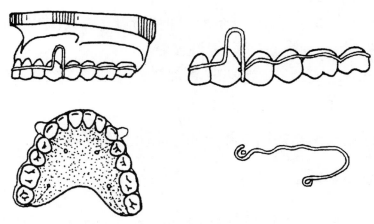

图 6-9　连续卡环

1）功能：主要是增加固位、防止后牙颊向倾斜。临床有两种常用形式：①末端游离式连续卡环：常包括两个磨牙，卡环臂端是游离的，可将其游离末端弯成拉钩，用于牵引；或将末端与前牙区双曲唇弓焊接成一体，以增强固位；②闭合式连续卡环：可包括 2～4 个后牙，无游离端，其长臂的近远中均弯成连接体埋于基托内，也可在其卡环体处弯制牵引圈或焊接拉钩，用于牵引。连续卡环与邻间钩并用可增强固位。

2）制作方法及要点：①末端游离式连续卡环的弯制：先修整石膏模型的第一、第二恒磨牙颈缘区，并将第一恒磨牙近中邻间隙处石膏修去约 0.5mm。取一段直径 0.8～0.9mm 的不锈钢丝，将尖端磨圆钝，用梯形钳将尖端弯入第一恒磨牙的近中邻间隙内，然后按第一恒磨牙及第二恒磨牙牙冠颈缘外形弯制卡环臂，再沿第二恒磨牙远中面转向舌侧，弯制连接体。也可将这种卡环的卡环臂延长至前磨牙，将卡环臂尖端弯成小的半圆形钩，连接在双曲唇弓上。②闭合式连续卡环的弯制方法基本同末端游离式连续卡环，只是将卡环臂的两端都转向舌侧，形成两个连接体埋入基托内。

2. 邻间钩（图 6-10）　也称钩状卡环或颊钩，是固位力较强的装置之一。

（1）功能：利用卡环的钩状末端，在两牙的邻间隙处钩住邻接点，发挥较强的固位作用，用于邻接关系良好的后牙及前牙。

（2）制作方法及要点：①先用雕刻刀将石膏模型颊（唇）侧两牙的邻接点下方龈乳头处刻去 0.5～1.0mm；②取一段直径 0.7～0.9mm，长约 4cm 的不锈钢丝，将末端磨圆钝；③用梯形钳或尖头钳将钢丝尖端弯制成小于 90°，长约 0.6～0.8mm 的弯钩，也可在钢丝尖端加焊一小球状焊金，然后将钩状端卡入邻间隙内接触点的龈方，再沿颊外展隙弯向𬌗外展隙至舌腭侧，形成连接体埋入基托内。

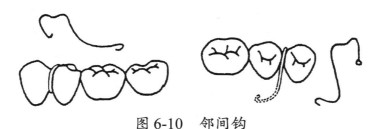

图 6-10 邻间钩

（二）加力部分

1. 双曲唇弓（图 6-11）

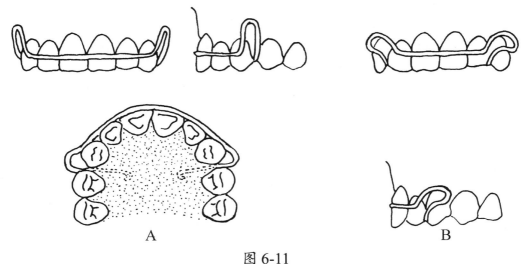

图 6-11

A. 双曲唇弓 B. 眉式唇弓

（1）功能：用于关闭前牙间隙、缩小前部牙弓和矫治唇向错位的前牙，也用于矫治完成后的保持。此外，还可在唇弓上焊接弹簧或牵引钩等附件，以矫治各种错位的牙。

（2）制作方法及要点

1）弯制弓丝水平部分：取一段直径 0.7～0.9mm，长约 13cm 的不锈钢丝。用手将钢丝弯成与前牙牙弓弧度基本一致的圆滑弧形，然后将其置于石膏模型前牙唇面颈 1/3 与中 1/3 交界处比对，在对准模型中线处及两侧尖牙唇面近中 1/3 与中 1/3 交界处用有色笔做出标记。应注意：弧形不能有锐角，且与前牙唇面均匀接触。

2）弯制 U 形双曲：弓丝水平部分形成后，用梯形钳在两侧尖牙唇面近中 1/3 与中 1/3 交界处的标记点处，将钢丝两端弯向龈方，与弓丝水平部分成 90° 并离开模型约 0.5mm。

再将钢丝置于模型上比对，在距龈缘上方约 3mm 处做一标记，再用日月钳或梯形钳在此标记处形成 U 形顶部，后转向切方，形成双侧的 U 形直曲。

应注意：U 形双曲要求平行、对称、圆滑，不应弯成锐角，且离开模型约 0.5mm（离开过大，会导致异物感加重；紧贴在黏膜上，该处黏膜会产生压痛）；U 形曲的宽度一般为尖牙唇面近远中宽度的 1/2～2/3，其顶部应在龈缘上方 3～4mm 的位置，勿到达前庭沟，以免影响唇侧软组织的功能活动。如需将牙向舌侧移动，也可将双曲向水平方向弯曲，形成横曲唇弓，又称眉式唇弓（图 6-11）；如需压低前牙时还可加焊切端钩；如需矫治前牙前突时，U 形双曲应稍宽和短些，以免加力调节时，长度过长而压迫龈组织；如需唇向移动前牙时，U 形双曲应稍窄和长些，以便向前调节使唇弓张开。

3）弯制连接体：双曲完成后，用日月钳或三喙钳将钢丝两端沿尖牙与第一前磨牙之间的邻间隙处，经𬌗外展隙转向舌腭侧，形成连接体。应注意：钢丝均匀离开黏膜约 0.5mm，末端弯制成小圈，以增强与树脂基托的连接强度。

2. 双（三）曲舌簧（图 6-12）

（1）功能：用于矫治舌向或腭向错位的牙。打开舌簧的双曲，可产生唇（颊）向的矫治力。两个对称双曲舌簧的游离端相对并延长而连接，成为联合双曲舌簧，适用于多数乳前牙反𬌗的矫治。

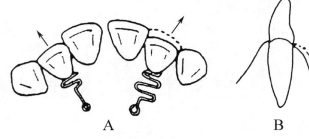

图 6-12　双（三）曲舌簧
A. 𬌗面观　B. 侧面观

（2）制作方法及要点

1）舌簧的游离臂应置于被移动牙的舌侧龈缘处，舌簧的双曲平面应与牙体长轴垂直，以减小牙移动的倾斜度。

2）取一段直径 0.5～0.6mm，长约 5cm 的不锈钢丝，用尖头钳先依照颈缘弧度从牙的近中向远中弯制舌簧的游离端，在远中舌侧边缘处回转形成第一个曲，然后按照上述方法弯制第二个曲。应注意双曲的转折处一定要圆钝，不能形成锐角，且双曲平行。

3）双曲舌簧平面形成后，用梯形钳在舌簧平面中央处夹住双曲平面，将钢丝向下弯成直角形成连接体，连接体的末端弯成小圈。

4）注意连接体的弧度应与黏膜一致，并离开黏膜约 0.5mm，其后 2/3 埋入基托。

3. 双曲纵簧（图 6-13）

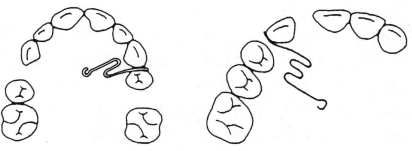

图 6-13　双曲纵簧

（1）功能：利用双曲的开大或缩小，使牙向近中或远中移动。双曲纵簧位于牙的舌侧，纵簧的游离端置于移动牙的近中或远中邻面的颈部。多用于前磨牙的近、远中向移动，也可用于前牙的近、远中向移动。

（2）制作方法及要点

1）先将石膏模型上被移动牙近（远）中邻间隙、近牙颈部的石膏刻去约1.0mm。

2）取一段直径0.5～0.6mm的不锈钢丝，钢丝起自被移动牙的近（远）中邻面颈部，用尖头钳在离颈部8～10mm处向唇向弯曲，形成纵形的第一个曲，然后在离第一个曲6～7mm处回折形成第二个曲，并在第二个曲末端形成连接体，曲面离开牙龈黏膜约0.5mm。弯制时还可根据需要形成多个曲，称为多曲纵簧。

4. 圈簧（图6-14） 又称环圈簧、眼圈簧、别针簧。由弹簧臂、圈及连接体三部分构成。

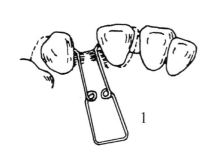
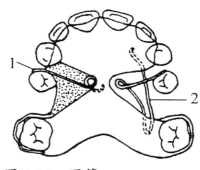
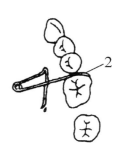

图6-14 圈簧

1. 向近（远）中移动牙；2. 加有挡丝的圈簧。

（1）功能：打开簧圈使弹簧臂产生弹力，可使错位牙向近、远中向或唇（颊）向、舌向移动；也可将连接体部焊接在唇弓上，作垂直牵引或压低前牙。

（2）制作方法及要点：取一段直径0.5～0.6mm的不锈钢丝，用尖头钳先形成一个小圈，圈的直径约为2～3mm，根据需要也可弯制两个小圈，而后将一游离端根据放置的位置弯制成一定形态的弹簧臂，另一端弯至舌（腭）侧形成连接体，埋入基托内或焊于唇弓上。

5. 爪簧（图6-15） 多用于活动矫治器，有简单爪簧、单曲爪簧、双曲爪簧。

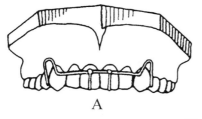
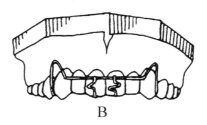

　　　　A　　　　　　　　　　　　B

图6-15 爪簧

A. 简单爪簧　　B. 单曲爪簧

（1）功能：将其焊接在唇弓上，用于唇弓定位或压低前牙。

（2）制作方法及要点：取一段直径0.4～0.5mm的不锈钢丝，用尖头钳将其一端先弯成小钩，钩住前牙切缘，再按需要位置将弓丝弯制成单曲或双曲，并将另一端弯成小钩，钩在或焊接在唇弓上。

6. U 形簧（图 6-16） 形如英文字母 U 而得名，可用于固定矫治器，也可用于活动矫治器，附在基托组织面或焊接在唇弓上。

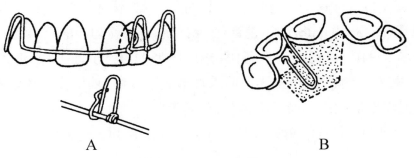

图 6-16 U 形簧

A. 附于唇弓上的 U 形簧 B. 附于基托内的 U 形簧

（1）功能：可推牙向近中或远中移动。如推牙向远中移动，则整个簧应位于移动牙的近中；反之，簧应放在移动牙的远中。

（2）制作方法及要点

1）将直径 0.5～0.6mm 不锈钢丝的游离端置于牙唇（颊）侧近中或远中轴面角处，顺着近中或远中面弯至舌侧牙槽黏膜上，并在距被移动牙的舌侧龈缘约 10mm 处弯 U 形曲。U 形曲两钢丝之间的距离约 3～5mm，距离邻牙的舌侧牙龈约 3mm 处弯成圆形小圈，小圈离开组织面约 0.5mm，以便固定在基托内。

2）弯制完成后用蜡固定，应用自凝树脂涂塑。也可弯制形成曲后，一端焊于唇弓，另一端作为加力臂。

7. 分裂簧（图6-17） 又称扩弓簧。

（1）功能：通过簧曲的打开，扩大上、下牙弓或推磨牙向远中；置于牙弓局部时可对局部进行扩大。

（2）制作方法及要点

1）可弯成单菱形，双菱形或 W 形等，其大小根据所安放的位置和作用来确定。弯曲处应圆钝，两侧要对称。

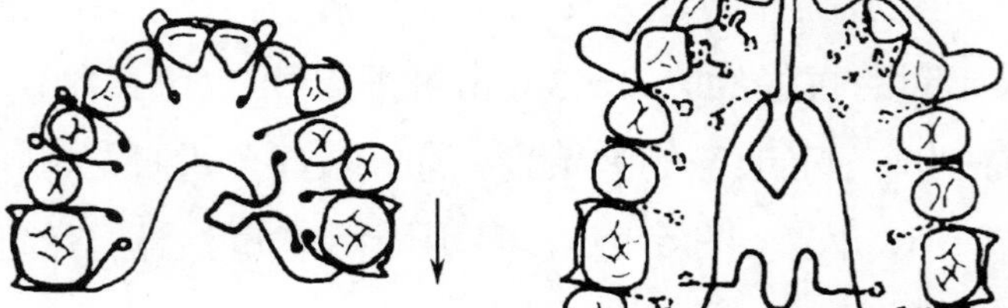

图 6-17 分裂簧

A. 分裂簧推磨牙远移 B. 分裂簧扩大上颌牙弓

2）弯制时上颌用 0.9～1.0mm 的不锈钢丝，下颌用 0.8mm 的不锈钢丝。先用日月钳或梯形钳形成菱形的尖端，然后根据大小在钢丝两端对称处用有色笔做记号，分别将钢丝两端弯向内，形成菱形，再在两侧钢丝交叉处各向外弯曲，形成菱形开口，再将钢丝的末端向外弯成波浪形，形成小连接体。最后将连接体 2/3 伸入到两侧基托内，以增加固位。

3）分裂簧各部分应离开黏膜约 1.0mm，以免加力时压迫黏膜。同时，分裂簧应充分暴露于基托外，离开基托 3～4mm，便于调节加力。分裂簧的开口位置，根据作用不同可有多种情况。

8. 螺旋扩弓器　又称螺旋器，与分裂簧作用相似，临床常用成品螺旋器。详见本章第五节。

（三）连接部分

1. 基托（图 6-18）　基托周边外形与可摘义齿相似，厚约 2～2.5mm。将基托范围扩大，环绕牙弓内外，覆盖于唇、颊、舌（腭）侧黏膜上的基托，称为环托，其制作技术与制作基托基本相同。

（1）功能：将功能部分的各种簧、附件及唇弓和固位部分的各种装置连成一体，以便发挥矫治器的作用，并有支持和固位作用。

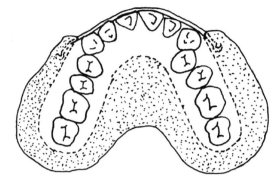

图 6-18　基托（部分环托、唇弓连接体）

（2）制作方法及要点

1）基托厚薄应均匀，表面要光滑，组织面与黏膜密贴。

2）基托边缘伸展范围根据需要而定，舌侧边缘一般应伸展到牙冠外形高点线处，并与牙的舌（腭）面密贴；上颌基托的后缘可达第二恒磨牙远中连线处；下颌基托后缘应至第二恒磨牙远中；包埋功能性部件处，基托边缘应做缓冲；上颌基托应做成鞍形，下颌基托因倒凹大可稍厚些，以免折断。由于活动矫治器在口内戴用的时间短，附件多，常用自凝树脂涂塑法制作。

2. 唇弓和舌腭杆（图 6-19）　下颌前牙舌侧倒凹大，常用舌杆代替前部基托；上颌腭部中央则可用腭杆代替；唇弓代替部分环托，可使矫治器小巧。注意舌腭杆应离开黏膜约 1.0mm。凡需在其上焊接辅簧者，均可将其视为连接体部分。制作方法与可摘局部义齿相同。

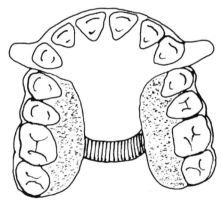

图 6-19　唇弓和舌腭杆

（四）其他装置

包括𬌗垫、拉钩、舌挡丝、唇挡丝、切端钩等。

1. 𬌗垫　按𬌗面形态可分为解剖式𬌗垫（图 6-20）和平面式𬌗垫。

（1）功能：常用于一侧或两侧后牙上，增加颌间高度，解除前牙反𬌗或后牙锁结关系，从而利于反𬌗、锁𬌗的矫治。解剖式𬌗垫有利于咀嚼；平面式𬌗垫有利于颌间关系的调整。

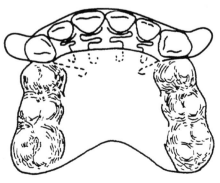

图 6-20　上颌双侧后牙𬌗垫式矫治器（解剖式𬌗垫）

（2）制作方法及要点

1）首先作蜡𬌗记录，其高度以上下前牙分开0.5～1.0mm的间隙为准。对假性下颌前突的患者，应在下颌后退至前牙呈对刃关系时记录𬌗关系；对下颌不能后退的患者，则应记录牙尖交错𬌗关系。

2）根据蜡𬌗记录，将其固定在𬌗架上。

3）去除蜡𬌗记录，修整模型，涂分离剂。

4）用调和好的自凝树脂先涂塑基托部分，然后待树脂进入面团期时，将其轻压到后牙𬌗面上，再用蜡刀或棉签蘸牙托水，将树脂压匀并与基托部分相连；关闭𬌗架，在树脂尚软时用蜡刀切除多余的部分，雕刻好外形及基托边缘；待树脂充分固化后，打磨、抛光、试戴。此法称为直接法。

另外，还可采用间接法制作：先用弹性印模材料或橡皮泥制取需放置𬌗垫的牙列𬌗面形态的印模，深度以取全牙尖为准，再用自凝树脂填入印模内，在树脂尚有可塑性时取出，放回到𬌗架的石膏牙列上，校正𬌗垫的高度，以解除前牙锁结为宜，最后将制得的解剖式𬌗面与基托部分涂塑成一整体。

制作平面式𬌗垫时，只需将𬌗垫的𬌗面制成与𬌗曲线一致的光滑平面即可。临床常制作单颌的平面式𬌗垫，既节省操作时间，又便于颌间牵引。

2. 拉钩（图6-21） 用于牵引。常用直径0.5～0.7mm的不锈钢丝弯制，可焊接在双曲唇弓上或卡环上，也可固定在基托内。制作方法及要点：

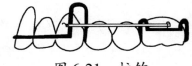

图6-21 拉钩

（1）制作基托拉钩：取一段钢丝，弯出连接体部分，再用自凝树脂固定在石膏上，待基托涂塑成型后，将暴露于基托外的钢丝用梯形钳按需要的方向弯成拉钩。

（2）制作焊接拉钩：在需焊接拉钩的相应部位用砂石磨一粗糙面；涂焊媒后，用焊枪预热；取一段钢丝，熔化适量银焊，将其一端和唇弓（或卡环）焊接；焊好后用日月钳将焊接的钢丝按需要方向弯成所需的拉钩，剪去过长的钢丝，尖端磨钝。

3. 舌挡丝（图6-22A） 用于纠正舌不良习惯，阻挡吐舌及咬下唇。

制作要点：①常用直径1.0～1.2mm的不锈钢丝，按上前牙舌面及牙龈的形态弯成弧形，并离开前牙舌面5～7mm，且在咬合时不影响对颌牙；②常用4～6条挡丝，间距约为5mm，长度应达对颌牙的龈缘处，以防止舌体从挡丝下伸出；③制作时应先弯制连接体部分，再用日月钳弯成弧形，长达对颌牙龈缘，剪去过长的部分后将尖端磨钝；④将弯好的舌挡丝，先用自凝树脂固定在石膏模型对应的位置上，再完成基托的涂塑。

4. 唇挡丝（图6-22B） 一般用于矫治咬下唇不良习惯，常用直径0.8～1.0mm的不锈钢丝，弯制2～4条向下垂的唇挡丝，焊接在双曲唇弓上，将下唇支撑开，其位置应不妨碍下颌前伸。制作方法与焊接拉钩的方法基本相同。

5. 切端钩 可直接将其焊接在双曲唇弓上，用以防止唇弓加力时向颈缘滑脱；也可在切端钩上增加横曲，加力时收缩横曲，可压低前牙。常用直径0.5mm的弹性不锈钢丝弯制，其制作方法与焊接拉钩的方法基本相同。

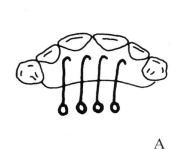
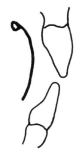
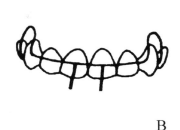
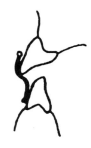

图 6-22 挡丝

A. 舌挡丝 B. 唇挡丝

三、临床常用机械性活动矫治器的制作及应用

（一）Hawley 保持器

Hawley 保持器是临床最常用的保持器（详见第八章）。

（二）𬌗垫式矫治器

1. 上颌双侧后牙𬌗垫式矫治器

（1）适应证：常用于矫治前牙反𬌗、下颌前突等畸形。

（2）设计制作：固位装置常用邻间钩、箭头卡环或单臂卡环。双侧后牙𬌗面上设置𬌗垫，𬌗垫可为平面式或解剖式（图6-20），高度以解除前牙锁结为宜。在反𬌗的上前牙舌侧，放置双曲舌簧，用树脂基托将各部分连接成整体。

假性下颌前突造成的反𬌗，锁结解除后，下颌可自行后退，反𬌗自动解除。

2. 单侧后牙𬌗垫式矫治器（图6-23）

（1）适应证：主要用于单侧后牙反𬌗或锁𬌗。

（2）设计制作：仅在健侧后牙设置𬌗垫，𬌗垫高度以解除患侧后牙锁结为宜，患牙舌侧放置双曲舌簧。

3. 上下颌平面式𬌗垫牵引钩矫治器（图6-24）

（1）适应证：用于颌间牵引，矫治上颌或下颌前突及发育不足。

（2）设计制作

1）常在上下颌活动矫治器上设计全牙弓的平面式𬌗垫，𬌗垫厚度为1～2mm，周缘覆盖前牙切缘及后牙颊尖1～2mm，𬌗垫的𬌗面与𬌗曲线一致。

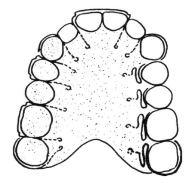

图 6-23 单侧后牙舌簧𬌗垫式矫治器

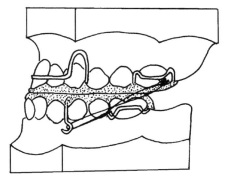

图 6-24 上下颌平面式𬌗垫牵引钩矫治器

2）矫治上颌前突及下颌后缩时，拉钩可分别设在上颌尖牙和下颌第一恒磨牙的远中邻间隙；矫治下颌前突及上颌后缩时，拉钩分别设在下颌尖牙和上颌第一恒磨牙远中邻间隙。此矫治器要求有良好的固位。

3）矫治器𬌗垫的高度以解除锁结关系为宜，𬌗垫过高可造成患者不适及颞下颌关节的损害。

4）固位应良好，一般选邻间钩和箭头卡环增强固位。

5）每间隔 1～2 周复诊，随着覆𬌗覆盖关系的逐渐改善，可分次磨低𬌗垫，每次磨低0.3～0.5mm，直至𬌗垫全部被磨除。

（三）带翼扩弓活动矫治器

带翼扩弓活动矫治器（图 6-25）由眉式唇弓、箭头卡环、扩弓簧、基托和翼板组成，能同时同步扩大上下颌牙弓而不需要做上下颌两个扩弓矫治器。扩弓加力部分仅仅设计在上颌，借助向下延伸的翼板，同时扩大下颌牙弓。

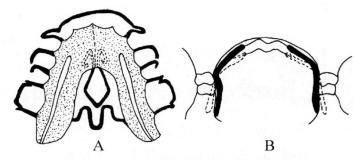

图 6-25 带翼扩弓活动矫治器
A. 𬌗面观 B. 冠状面观

1. 适应证

（1）上下颌牙弓的宽度均有狭窄，后牙为中性𬌗关系，临床牙冠高度足够者；

（2）前牙轻度拥挤或上颌前牙排列整齐伴唇向，同时有下颌前牙轻度拥挤者；

（3）年龄较小的患者。

2. 设计制作

（1）确定上下颌工作模型的咬合关系，转移𬌗关系上𬌗架。

（2）在上颌腭中缝相当于前磨牙和磨牙处各制作一个扩弓簧，前者设计成单菱形，后者可设计为倒 W 形、单菱形或双菱形。若前后均为单菱形者，其底部应相对。扩弓簧应离开组织面 2～3mm，以免加力后扩弓簧压迫硬腭黏膜。

（3）在双侧上颌前磨牙及第一磨牙处制作邻间钩、单臂卡环或箭头卡环；左右上颌侧切牙及尖牙处制作眉式唇弓（适用于上颌前牙唇向位并排列整齐者）或双曲眉式唇弓（适用于前牙轻度拥挤者）。

（4）伴有前牙反𬌗者，后牙附加𬌗垫，解除前牙锁结。

（5）在上颌腭侧设计基托及两侧后牙腭侧设计翼板，翼板垂直向下延伸至下颌口底，其前缘至下颌尖牙舌侧面远中，后缘止于第二磨牙舌面远中轴面角处。

（6）按照设计制作好支架后，可用自凝树脂涂塑完成基托，亦可制作蜡型，经装盒、充胶等过程，用热凝树脂完成，固化后，打磨、抛光。

（四）导弓式矫治器

导弓式矫治器（图 6-26）一种机械 - 功能混合性活动矫治器，特点是借助诱导弓的弹力引导下颌后退，同时激发口周肌产生作用力，促进颅面正常生长发育。常用于矫治乳牙期或替牙期的前牙反𬌗。

设计制作：

1. 确定下颌后退位并上𬌗架。上颌后牙放置卡环固位，前牙区放置双曲舌簧，𬌗面设计为平面式𬌗垫，双曲唇弓向下颌延伸于下颌前牙中 1/3 形成诱导弓。

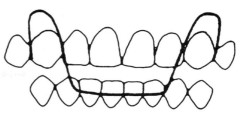

图 6-26　导弓式矫治器

2. 利用上颌舌簧解除前牙反𬌗，借助诱导弓引导下颌向后，使下颌进行生理性调位。

（五）舌习惯矫治器

舌习惯矫治器（图 6-27）通常是在一般机械性活动矫治器上添加辅件，如舌刺等，阻止舌前伸而破除不良习惯，矫治因舌习惯所致的错𬌗畸形。

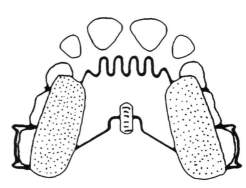

图 6-27　舌习惯矫治器

结构与制作：

1. 单纯的舌习惯矫治器包括固位卡环、基托和舌刺三部分，若同时需矫治错𬌗畸形时，可根据错位牙的情况设计相应的功能装置。

2. 舌刺用直径 0.7～1.0mm 的不锈钢丝弯制，从前腭部延伸至口底，钢丝末端应离开上颌前牙 5～7mm，且末端圆钝。

3. 在上颌机械性活动矫治器上设置腭珠和 / 或栅栏，纠正吐舌和伸舌习惯。栅栏要采用直径 0.9～1.0mm 的不锈钢丝弯制；腭珠是设置在基托后部腭顶的可转动的小轮子，直径约 5mm，套腭珠的腭杆应较粗，以免腭杆变形并使磨牙移位。腭珠是诱导患者用舌转动腭珠进行舌功能训练；栅栏是限制舌前伸，抑制舌对牙施加压力。大多数病例通过矫治器治疗可获得良好的效果。

（六）吮指及咬唇习惯矫治器（图 6-28）

吮指及咬唇习惯矫治器通常是在一般机械性活动矫治器上设置辅件，如栅栏、腭刺，纠正吮指、咬唇等不良习惯及其造成的错𬌗畸形。

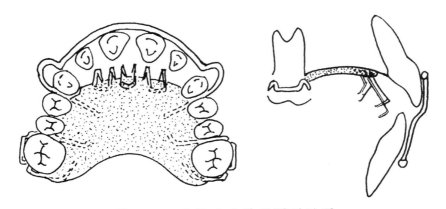

图 6-28　吮指及咬唇习惯矫治器

结构与制作：纠正吮指及咬唇习惯的机械性活动矫治器有以下三种：

1. 在上颌机械性活动矫治器上设置栅栏或腭刺；如存在因唇习惯形成的上颌前牙散在间隙，可利用双曲唇弓等内收上颌前牙关闭间隙。

2. 临床上也可用前庭盾封闭口腔前庭以纠正吮指及咬唇习惯。

3. 双曲唇弓上附唇挡丝（图6-22）或唇挡推开下唇。

（七）金属支架式活动矫治器（图6-29）

美国牙科医师 Crozat G.B. 于 1919 年发明的一种无基托型的活动唇舌弓弹簧矫治器，该矫治装置利用锻制的金属丝制成。因其体积小，矫治器外露少，对成年人来说更容易接受。由于无大面积的基托覆盖，又可随时取下清洗，更有利于口腔卫生。

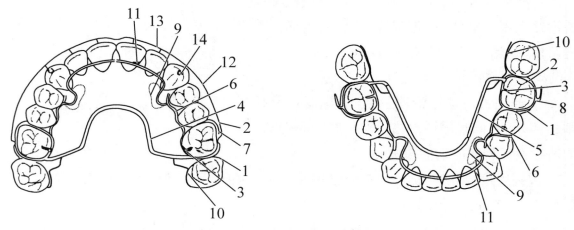

图 6-29　金属支架式活动矫治器

1. Jackson 卡环；2. 月牙卡；3. 骀支托；4. 腭弓；5. 舌弓；6. 腭舌侧臂簧；7. 颊舌臂；8. 颌间牵引钩（下）；9. 尖牙弹簧；10. 第二磨牙弹簧；11. 前牙辅助弹簧；12. 唇弓；13. 各种唇弓辅件；14. 颌间牵引钩（上）。

（马晓丽）

第三节　功能性矫治器及其制作技术

功能性矫治器是一种依靠口面肌功能活动而发挥作用的矫治器，其本身并不产生矫治力，而是通过改变唇、舌、颌面肌肉的功能，消除影响颌面发育的不利因素，主动地为颌面发育创造一个有利的生长环境，从而获得较理想的牙颌面功能与形态。

一、功能性矫治器的适应证及分类

（一）适应证

功能性矫治器的适应证：①功能性错𬌗；②矫治生长期儿童早期骨性错𬌗；③某些口腔不良习惯；④矫治后的功能保持。

（二）分类

1. 简单功能性矫治器 此类矫治器直接将肌力传递至牙，如上颌平面导板、斜面导板、下颌前牙树脂联冠斜面导板、口腔前庭盾、唇挡等。

2. 肌激动器（activator） 这类矫治器主要通过改变下颌的位置，兴奋附着于下颌骨的咀嚼肌，由此产生的力传递至牙和颌骨，起到功能性颌骨矫形的作用。其由 Andresen 设计，又称为 Andresen 矫治器。

3. 功能调节器（FR） 是德国 R.Fränkel 在 20 世纪 60 年代设计的一种功能调节器，故又称 Fränkel 矫治器。此类矫治器主要作用部位在口腔前庭，通过颊屏、唇挡解除异常的口周肌力量，并通过对前庭沟深部骨膜的牵张刺激牙槽骨的生长而达到矫治的目的。由于矫治器体积大，戴入口内异物感强，患者较难做到主动配合矫治，对其矫治效果的发挥有一定影响。

功能调节器的类型及适应证见表 6-2，其中 FR-Ⅲ 较常用（图 6-30）。

表 6-2 功能调节器的类型及适应证

类型	适应证
FR-Ⅰ	矫治安氏Ⅰ类和安氏Ⅱ类 1 分类错𬌗
FR-Ⅱ	矫治安氏Ⅱ类 2 分类和 1 分类错𬌗
FR-Ⅲ	矫治安氏Ⅲ类错𬌗
FR-Ⅳ	矫治开𬌗、双颌前突

目前大部分功能性矫治器为活动矫治器，Herbst 矫治器（图 6-31）是较少见的固定式功能性矫治器。

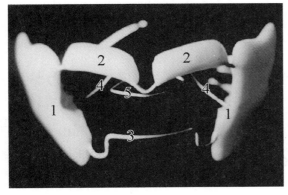

图 6-30 FR-Ⅲ功能调节器

1. 颊屏；2. 上唇挡；3. 下唇弓；4. 腭弓；
5. 前腭弓。

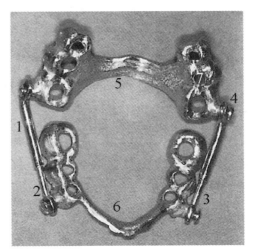

图 6-31 Herbst 矫治器

1. 套管；2. 插杆；3. 插杆端枢轴；
4. 套管端枢轴；5. 腭杆；6. 舌杆；
7. 联冠式夹板。

二、临床常用功能性矫治器的制作技术

（一）上颌平面导板和斜面导板矫治器

1. 作用原理　①抑制下颌前牙垂直萌出；②促进上下颌后牙垂直萌出；③斜面导板引导下颌向前，有刺激下颌骨矢状向生长的作用。

2. 适应证　①平面导板适用于低角型深覆𬌗；②斜面导板适用于由口腔不良习惯或下颌发育不足等所致的远中错𬌗；③常作为固定矫治器的辅助装置。

3. 结构和制作方法　由唇弓、卡环或邻间钩、平（斜）面导板及基托组成（图6-32）。

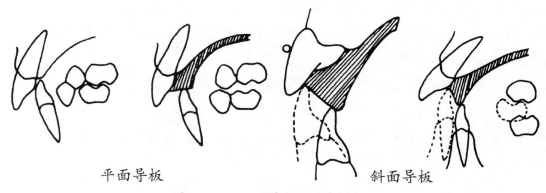

平面导板　　　　　　　　　斜面导板

图6-32　平面导板和斜面导板

（1）卡环或邻间钩：卡环应有良好的固位且不妨碍后牙的萌出。常用的固位装置有邻间钩、单臂卡环或后牙连续卡环等。

（2）唇弓：除起固位作用外，还可内收上颌前牙或对抗上颌前牙的唇倾。唇弓的粗细和位置根据矫治需要而不同。如需内收上颌前牙，用直径0.7mm的不锈钢丝弯制，置于前牙牙冠的切1/3；如用于矫治后的保持，则用直径0.8~0.9mm的不锈钢丝弯制，置于前牙牙冠的中1/3和颈1/3交界处。

（3）基托：基托远中游离边缘应伸展到上颌最后一个磨牙的腭侧，以防止因颌间距离升高、颊肌收缩力增大所致的后牙舌向移动。

（4）平面（斜面）导板

1）上颌前牙腭侧基托的前缘加厚，形成一半月形与𬌗平面平行的平面板称为平面导板；如上颌前牙腭侧基托前缘形成一与𬌗平面约呈45°角的斜面板时则称为斜面导板。

2）平面导板的厚度要求，下颌前牙均匀咬在导板上，后牙分开1.5~2.0mm。导板的左右径应达到两侧尖牙的远中，导板的前后径为7~8mm，太宽会影响舌的活动，太窄会使下颌前牙滑向导板的舌侧，丧失疗效。

3）若需要内收上颌前牙，则舌侧基托贴近牙面的部分应缓冲。

4）如有个别下颌切牙过高，应进行适当磨改，使更多的下颌前牙咬于平面（斜面）导板上，避免干扰下颌的前伸和侧方运动。

5）随着下颌前牙被压低和后牙升高，应用自凝树脂逐次加厚平面（斜面）导板，以保

证上下颌后牙殆面间分开 1.5～2.0mm，直到矫治完成为止。

（二）下前牙树脂联冠斜面导板

1. 作用原理　利用下颌前牙树脂斜面导板解除反殆的锁结并诱导反殆牙的前移；解除咀嚼肌张力过大所致的下颌逆时针旋转生长，反覆殆深时所致的后牙萌出不足；刺激后牙牙槽的生长及牙的萌出。

2. 适应证　主要用于矫治前牙反殆。乳牙期多数前牙反殆及部分或个别早期萌出的恒切牙反殆者，尤其适合于反覆殆较深、反覆盖不大的前牙反殆。

3. 制作方法　制作时应在下颌后退的位置上进行，可用自凝树脂直接在口内完成，也可在石膏模型上完成。树脂要求包裹下颌前牙的唇舌面，注意的是应避免压迫牙龈。斜面应与上颌前牙的舌侧接触，斜面与上颌前牙长轴交角应小于45°，否则上颌前牙容易被压低（图6-33）。

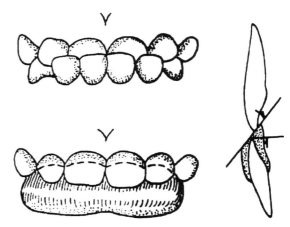

图 6-33　下颌前牙树脂联冠斜面导板

（三）下前牙唇弓斜面导板矫治器（图6-34）

1. 作用原理　斜面导板诱导上颌前牙唇向移动；双曲唇弓内收下颌前牙关闭间隙。

2. 适应证　①主要用于矫治前牙反殆；②除可用于下颌前牙树脂联冠斜面导板矫治器适应证的范围外，还可用于不适宜用联冠斜面导板矫治的患者；③混合牙列期乳牙早失的缺隙保持；④下颌前牙唇向错位时需关闭间隙、缩小下牙弓的患者。

（四）唇挡

1. 作用原理　唇挡推开唇肌、颏肌，以解除唇肌、颏肌的异常压力，使收缩过度的唇肌、颏肌恢复正常张力或使不足的唇肌张力增大，也能使上下牙弓获得内外肌力平衡而正常生长发育。

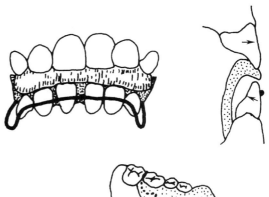

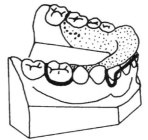

图 6-34　下颌前牙唇弓斜面导板矫治器

2. 适应证　①纠正咬下唇习惯；②推磨牙向远中移动；③加强磨牙支抗，如Ⅱ类颌间牵引时，需要将下颌磨牙作为支抗牙，以阻挡其向近中移动。

3. 唇挡的类型

（1）用钢丝弯制唇挡：弯制唇挡钢丝的直径不得小于 1.2mm，弯制适合牙弓的形状后并套上树脂管即可，制作方便。

（2）预成式唇挡：因个体口腔前庭差异较大，临床应用常受限制。

（3）技工室制作唇挡：此类唇挡的制作比较方便，适合于大多数牙弓。

4. 制作方法

（1）取一段直径1.2mm、长约20cm的不锈钢丝，在同一平面上严格按图所示弯制（图6-35）。

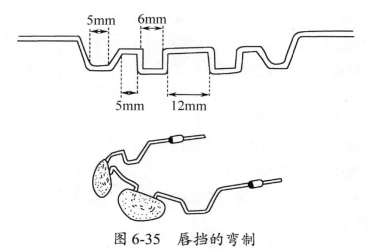

图6-35 唇挡的弯制

（2）用日月钳给不锈钢丝支架加曲度，从中间开始，向两侧进行，形成与牙弓相适应的弧形。

（3）在唇挡相应部位的模型上铺2～3mm厚的蜡，用自凝树脂涂塑唇垫，制成宽15mm、长10mm、下缘圆钝加厚的唇垫。

（五）前庭盾

前庭盾是用树脂制作的形似盾牌的矫治器，用于解除唇颊肌对牙弓的异常压力（图6-36）。

1. 作用原理 前庭盾安放在口腔前庭部位，依靠其与切牙区的密合度和唇颊肌的收缩力固位。前庭盾只与上颌切牙区接触，故上颌切牙唇侧承受了原牙弓所承受的唇颊向压力，产生舌向移动。由于前庭盾与后牙无接触，后牙颊侧压力消除，牙弓得以扩展。

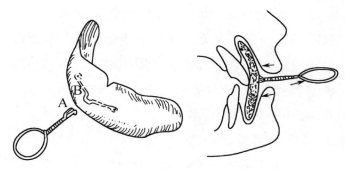

图6-36 前庭盾
A. 牵引环 B. 前庭盾及牵引环扣

2. 适应证 ①口呼吸、咬物、咬下唇及吮指等不良习惯的矫治；②唇功能训练；③上颌前突、牙弓狭窄及替牙早期下切牙舌向倾斜矫治。

3. 制作要点

（1）按全口义齿印模的伸展要求取得精确的印模，并灌制模型。

（2）取得切对切的蜡咬合关系，将模型与蜡𬌗对好后上𬌗架，并用有色笔在模型的前庭沟黏膜转折处划出前庭盾的边缘伸展范围，后缘应伸展至最后磨牙的远中邻面。

（3）从两侧前磨牙开始至第一恒磨牙的远中，在标记范围内铺2～3mm厚的基托蜡，如果需内收前牙，前牙区牙冠部分不铺蜡。将蜡表面修整光滑、圆钝，然后涂分离剂。

（4）用自凝树脂涂塑2～2.5mm厚，即形成前庭盾。前庭盾的上下缘应离开前庭黏膜移行皱襞约1.5～2.0mm，两侧后缘止于第一恒磨牙或第二乳磨牙的远中，唇颊系带处作缓冲，其边缘应光滑圆钝。

（5）盾的内侧面只有中切牙区或中、侧切牙区与组织面接触，从尖牙或第一、第二前磨牙开始至磨牙区的内侧面应离开牙弓颊面约2～3mm。

（6）需要进行唇肌肌功能训练时，可在前庭盾前牙区增加1～2个牵引环。

（六）牙齿正位器

1．作用原理　利用弹性树脂或软橡胶的弹性对错位牙进行调整。正位器在关闭间隙、调整前牙倾斜度的同时，可建立正常的覆盖关系。生长发育高峰期的安氏Ⅱ类病例，正位器可协调上下牙弓颌骨的相互关系，刺激髁突改建。

2．适应证

（1）主要用于排齐牙列使其达到理想的牙弓形态。

（2）关闭牙弓存在的散在间隙。

（3）固定矫治器矫治后的保持。

（4）调整根转矩和切牙轴倾度。

（5）用于𬌗平面及前牙覆𬌗、覆盖的调整。

3．正位器的结构

（1）弹性材料体：正位器几乎全部由弹性材料体构成，它覆盖上下牙弓全部牙的唇、颊、舌面后，在𬌗面相连，形成一个整体（图6-37）。并在𬌗间间隔部分设计有直径2mm的通气孔3～5个，以利于呼吸。

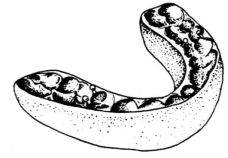

图6-37　牙齿正位器

（2）辅助部件：①球形末端邻间钩：置于第一前磨牙与第一磨牙邻间隙内，协助固位并有引导矫治器戴入的作用；②𬌗面窝辅助推丝：需要扭转、倾斜移动牙时，在有关𬌗面窝的颊舌向或近远中向埋入用直径0.7mm不锈钢丝弯制的辅助推丝，形成较硬的接触而增强对牙的作用；③口外牵引附件：如需要口外弓，可在第一磨牙𬌗间隙处，包埋焊有颊面管的U形钢丝。

4．正位器的制作（图6-38）

（1）按全口义齿制作时的要求，制取印模，灌制模型。

（2）取正中关系蜡𬌗记录，转移蜡

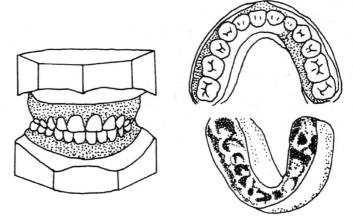

图6-38　牙齿正位器制作的排牙及铸塑

骀关系上骀架。

（3）完成工作模型的制作。①排牙：锯下需要移动的石膏牙，根据骀关系重新排列，以获得理想的牙尖交错骀关系，并使侧方、前伸运动都无骀干扰。一般下颌尖牙不做移动；②修整：用蜡恢复模型上牙槽区缺损，使之与口腔实际情况一致；③根据需要弯制钢丝辅助部件，如球形末端邻间钩、骀面窝辅助推丝等。

（4）复制完成工作模型和咬合打开路径：①在骀架上，使排牙后的上下牙弓分开，如无特殊目的，磨牙区分开 2.5～3.0mm；②用蜡记录骀架上咬合打开时的骀关系；③用取印模的方法复制完成工作模型；④复制完成好的工作模型应根据骀间蜡记录上骀架；⑤将辅助部件在复制牙模上固定。

（5）正位器的完成：用真空热压塑造机在复制完成的工作模型上，用弹性树脂或橡胶分别压制正位器的上、下牙列部分。再用条状热塑材料按咬合打开的高度加厚上、下骀面，修整平滑后再次压塑，使矫治器成为一体。

（七）肌激动器

1. 作用原理　肌激动器通过改变下颌位置，打破咀嚼肌群原有的平衡，使翼外肌和升下颌肌群（咬肌、颞肌、翼内肌）的活动增强，同时使降下颌肌群（颏舌骨肌、颌舌骨肌、二腹肌前腹）松弛。由于下颌肌群被牵拉而反射性地拉下颌向后，这一向后的力通过唇弓和诱导面传至整个上牙弓和上颌，使其向前发育受到抑制。此时下颌虽然也受到向后的拉力，由于其位置被固定，因此矫治器对下牙施以向前的推力，刺激下颌骨矢状向和垂直向生长。

2. 适应证　肌激动器主要用于矫治早期安氏Ⅱ类 1 分类错骀，也可用于矫治早期安氏Ⅲ类错骀、安氏Ⅱ类 2 分类错骀和开骀。

3. 基本结构和制作　该矫治器结构简单，主要是由一整块树脂基托和诱导丝（唇弓）组成，没有固位装置，也没有加力装置（图 6-39）。

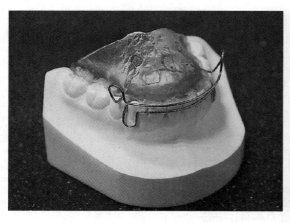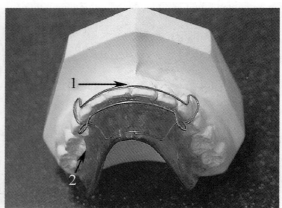

图 6-39　肌激动器
1. 上颌双曲唇弓；2. 后牙诱导面。

（1）印模和模型：与一般活动矫治器制作要求相同。

（2）咬合重建：是矫治器制作过程中最重要的步骤，目的是记录下颌改变后的位置，以便使完成后的矫治器戴入口内时,使下颌处于新的位置,并产生矫治力。咬合重建的具体方法应根据不同错𬌗情况确定。

1) 安氏Ⅱ类 1 分类错𬌗:应在下颌前移时重建咬合。①矢状向:下颌前移的量应使磨牙远中关系改变为中性关系,若需前移量较多,可分次前移,即每次前移 5mm 左右,否则患者难以适应;②垂直向:咬合打开一般以磨牙区分开约 4mm 为宜。一般而言,下颌前移量与垂直打开量之和约为 8~10mm。

2) 安氏Ⅲ类错𬌗:应在下颌后退时重建咬合。①矢状向:下颌应尽可能后退至前牙切对切关系;②垂直向:咬合打开一般以上下颌前牙间分开 1~2mm 为宜。

(3) 诱导丝(唇弓)的要求及弯制:应用直径 0.9~1.0mm 的不锈钢丝弯制。上颌唇弓 U 形曲于侧切牙和尖牙唇外展隙处以 90° 弯曲,从尖牙和第一乳磨牙间越𬌗进入舌侧,唇弓的水平部位置可因治疗需要而改变,但弓丝不能影响上下颌牙的𬌗向萌出。

下颌诱导丝主要用于矫治安氏Ⅲ类错𬌗,位于下颌前牙唇面。因矫治器是在下颌后退位置上制成的,故当戴入矫治器后,下颌仍有前伸回原来位置的趋势。而此种前伸下颌使肌肉收缩产生的力,必然被下颌诱导丝及基托所限制并将此力传递到上颌,使上颌前牙唇侧移动。

弯制时应在𬌗架上进行,以便取得正确的上下颌间关系。诱导丝弯好后,用蜡固定于模型上。

(4) 基托的要求和制作

1) 在模型上用有色笔画出基托的范围,包括上下颌及全部牙的𬌗面部分。上下颌基托又可分为牙与牙槽黏膜两部分,均在舌侧而不进入颊侧。上颌后缘成马蹄形,牙槽黏膜部分高度为 8~12mm,仅覆盖牙槽黏膜而露出腭顶;下颌牙槽黏膜部分为 5~12mm,向后至磨牙区可增至 10~15mm。下颌基托厚度应在 2.5mm,以免折断。

2) 按标记的范围分别用树脂涂塑形成上下颌基托。

3) 上下牙𬌗间部分用自凝树脂从颊、舌侧将上下颌基托连成一整体。

(5) 诱导面的形式和作用:根据临床错𬌗的类型,严格按设计要求制作后牙的诱导面及前牙区的树脂基托,以利上下前牙及后牙向希望的方向移动(图 6-40,图 6-41)。

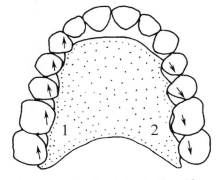

图 6-40 肌激动器后牙诱导面

1. 诱导面有利于后牙向近中移动;
2. 诱导面有利于后牙向远中移动。

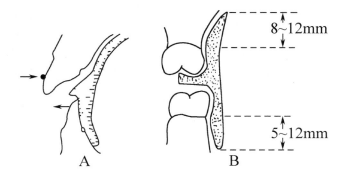

图 6-41 肌激动器的𬌗间诱导面

A. 有利于上颌切牙的舌向和下颌切牙的唇向移动
B. 控制上颌磨牙伸长和刺激下颌磨牙伸长

（6）矫治器的完成：树脂硬化后，取下打磨抛光，完成矫治器的制作。其与牙有接触的部分，按照诱导面的要求，在椅旁调整。

小知识

头帽口外弓肌激动器

头帽口外弓肌激动器是在肌激动器上附加口外牵引装置，其兼有功能性矫治器和机械性矫治器的作用。对于替牙期安氏Ⅱ类1分类错𬌗畸形病例，肌激动器虽可明显地促进下颌向前生长，但对上颌向前发育的抑制作用较弱；而口外弓对上颌向前发育则有较强的抑制作用。肌激动器与头帽口外弓组合应用，对于安氏Ⅱ类病例的矫治有较好的互补作用。

（八）双𬌗垫矫治器（Twin-block）

双𬌗垫矫治器是一种由上、下颌两个带𬌗垫的机械性活动矫治器所组成的功能性矫治器。

1. 作用原理　通过上下𬌗垫接触面间的𬌗垫斜面，引导下颌的功能性前移，使牙列的𬌗力重新分配，消除不利于生长发育的因素，改善肌肉环境，促进牙颌面结构的协调，建立一个新的位置及结构平衡，矫治错𬌗畸形。

2. 适应证

（1）用于替牙期、恒牙初期安氏Ⅱ类错𬌗畸形病例，尤其是对安氏Ⅱ类1分类拥挤不明显，覆盖较大者疗效较好；如用于安氏Ⅱ类2分类病例，上颌前牙腭侧基托内加双曲舌簧。

（2）用于安氏Ⅲ类错𬌗，矫治器𬌗垫斜面与治疗安氏Ⅱ类错𬌗的𬌗垫斜面方向相反。

3. 结构和制作　该矫治器由上下颌两个机械性𬌗垫矫治器及两𬌗垫间的引导斜面组成（图6-42）。

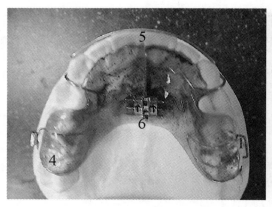
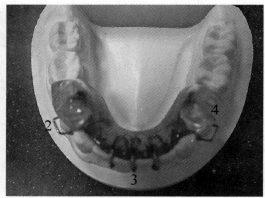

图6-42　双𬌗垫矫治器

1. 改良箭头卡；2. 三角形卡；3. 球形末端邻间钩；4. 𬌗垫；5. 唇弓；6. 上颌螺旋扩大器。

（1）上颌部分：包括上颌𬌗垫、螺旋扩大器、卡环和唇弓等。①在基托的中线相当于上颌前磨牙之间中缝处安放螺旋扩弓器，扩大上牙弓宽度，以免下颌前移后牙形成对𬌗；②第一前磨牙和第一磨牙上弯制箭头卡环；③需内收上颌前牙时弯制唇弓；④𬌗垫覆盖

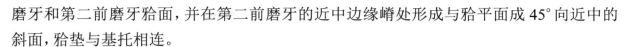

磨牙和第二前磨牙骼面，并在第二前磨牙的近中边缘嵴处形成与骼平面成45°向近中的斜面，骼垫与基托相连。

（2）下颌部分：由骼垫和卡环组成。①下颌第一前磨牙弯制箭头卡环；②下侧切牙与中切牙间弯制邻间钩；③骼垫覆盖前磨牙区，在第二前磨牙的远中边缘嵴处形成向远中成45°的斜面，骼垫与基托相连。上下骼垫由此在第二前磨牙区形成45°斜面，使矫治器上下部分相互锁结，引导并保持下颌于前伸位置。

（3）咬合重建：取下颌前伸位时的蜡骼记录。①若覆盖小于10mm，下颌可一次前伸至前牙切对切关系。如下颌需前伸10mm以上，应分2～3次前移下颌，逐步达到切对切的位置关系；②磨牙区远中上下分开1～2mm，前磨牙区离开5～6mm，尖牙区离开3～5mm，切牙区离开2mm；③如有下颌偏斜者，取骼记录时，应尽量恢复正确的中线关系。

（4）制作：转移骼记录上骼架，弯制并固定卡环、唇弓、邻间钩或螺旋扩大器，按设计的范围涂塑，并形成45°的骼垫斜面，硬固后拆下打磨抛光。

第四节　固定矫治器及其制作技术

固定矫治器是通过粘接或结扎而固定在牙上，具有固位良好、支抗充分、适于施加各种矫治力，并利于多数牙齿的移动，能有效地控制牙齿移动的方向等特点，在口腔正畸临床上应用广泛。

固定矫治器种类很多。目前临床上广泛应用的固定矫治器是方丝弓矫治器和直丝弓矫治器，偶尔选用Begg细丝弓矫治器。其施力部分主要是矫治弓丝，弓丝固定于托槽槽沟内，利用弓丝的弹力，使被矫治牙受力而移动。临床也较多利用弹力橡皮圈或弹簧进行颌内牵引、颌间牵引和颌外牵引等进行施力矫治。

一、方丝弓矫治器

（一）组成

方丝弓矫治器主要由带环、托槽、矫治弓丝、颊管及其他附件组成。

1. 带环　带环主要由不锈钢片或合金金属片制成，方丝弓矫治器要求在支抗磨牙上粘接带环。带环可通过技工操作个别制作，但目前临床使用最多的是预成带环。

2. 托槽　托槽是方丝弓矫治器的重要组成部分。其基本结构有容纳矫治弓丝的水平槽沟和两端的结扎丝沟。托槽按其制作材料的不同，可分为金属托槽、树脂托槽、陶瓷托槽等；按其形态可分为单翼托槽和双翼托槽等。由于双翼托槽对弓丝有较大的接触面积，而且容易矫正扭转牙，目前已被广泛使用。托槽具有金属网格或金属横槽的背板，用粘接剂直接粘接在牙面上发挥作用，也可焊接在带环上，通过带环粘接于牙上。拔牙与不拔牙矫治的病例所粘接的位置有所不同。

托槽的中心尽量与牙冠的唇颊面中心一致，托槽的位置也需有一定的轴倾度。

3．颊管 一般焊接在带环颊面，使矫治弓丝末端插入并起固定作用。颊管上常附有拉钩，以作牵引和结扎用。颊管可以是单方管，也可以是一方一圆的双管。方形颊管便于方形弓丝插入，圆形颊管用于口外弓插入。

4．矫治弓丝 要求矫治弓丝有良好的弹性，一般由不锈钢丝、钛镍合金丝、含铜镍钛丝和含钼镍钛丝等制成，也可由多根细的金属丝编织而成。在矫治过程中，常用的有方形和圆形两种弓丝，在排齐整平的第一阶段常用圆丝，而且逐渐变粗、变硬，第二、第三阶段多使用方丝，使用方丝的规格，常取决于使用托槽的槽沟规格及矫治的内容等。

5．附件 牵引钩、舌侧扣、弹力橡皮圈、各种弹簧等。

（二）矫治弓丝弯制的基本要求

方丝弓矫治器的矫治弓丝按矫治牙移动的需要设计有三个常规序列弯曲。在弯制弓丝之前，使用弓丝成形器，将弓丝先形成具有一定牙弓形态的弧度，并确定中点，然后调整弓丝弧度使之与预成弓丝形态图的弧度完全一致（图6-43）。

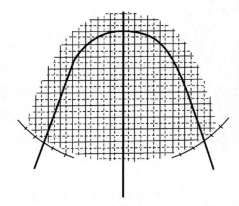

图6-43 预成弓丝形态图

1．第一序列弯曲 是矫治弓丝水平方向上的弯曲。主要有两种基本类型的弯曲，一是内收弯，二是外展弯（图6-44）。

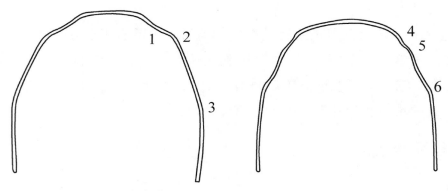

图6-44 第一序列弯曲

1．上颌侧切牙区的内收弯；2．上颌尖牙区的外展弯；3．上颌第二前磨牙与第一恒磨牙间的外展弯；4．下颌侧切牙与尖牙间的外展弯；5．下颌第一前磨牙近中的外展弯；6．下颌第二前磨牙与第一恒磨牙间的外展弯。

完成第一序列弯曲后，上下颌弓丝应协调一致，代表的是正常牙弓形态的自然弧度，矫治弓丝可以利用其弹力对轻度唇（颊）、舌向错位及扭转的牙进行矫治。对较严重错位牙的矫治，则需在其弓丝的基础上另外添加各种矫治弹簧曲后才能完成。弯制后的弓丝应完全保持水平，不应出现任何其他方向的扭曲。

2．第二序列弯曲 是矫治弓丝垂直方向上的弯曲。其作用使牙升高或降低，亦可使牙前倾或后倾。第二序列弯曲有后倾弯，末端后倾弯，前倾弯及前牙轴倾弯。

第一、第二序列弯曲,在方丝弓矫治器的应用中,可用圆形弓丝弯制,也可用方形弓丝弯制。

3. 第三序列弯曲 第三序列弯曲只能在方形弓丝上完成,即在方形弓丝上做转矩,产生转矩力,使矫治牙做控根移动,包括根唇(颊)向转矩和根舌向转矩。①根唇(颊)向转矩:又称冠舌向转矩,即对牙施加根唇(颊)向转矩力时,可使牙根唇(颊)向移动而牙冠舌向移动;②根舌向转矩:又称冠唇(颊)向转矩,即对牙施加根舌向转矩力时,使牙根舌向移动而牙冠唇(颊)向移动(图6-45)。

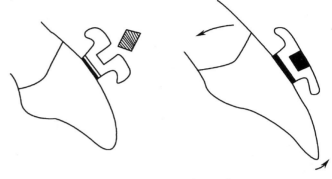

图 6-45 转矩力的作用

（三）常用的各种矫治弹簧曲

在方丝弓矫治器的应用过程中,为排齐牙及关闭拔牙间隙等,需要在弓丝上弯制各种形状的弹簧曲作为加力单位。常用的弹簧曲有下列几种(图6-46):

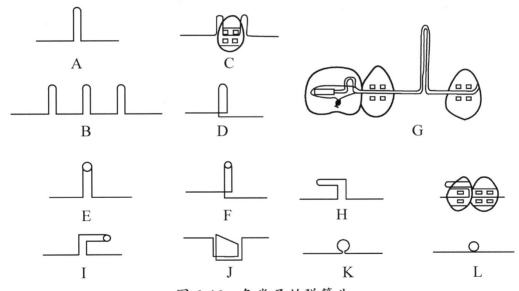

图 6-46 各类弓丝弹簧曲

A. 开大垂直曲 B. 连续开大垂直曲 C. 开大垂直曲组成的加力单位 D. 闭合垂直曲 E. 带圈开大垂直曲 F. 带圈闭合垂直曲 G. 垂直张力曲 H. 水平曲 I. 带圈水平曲 J. 匣形曲 K. 欧米加曲 L. 小圈曲

1. 开大垂直曲 分开大垂直曲及闭合垂直曲两种。开大垂直曲主要用来开大间隙,尤其是在两个开大垂直曲连用而作为一个加力单位时,则具有使牙舌向、唇(颊)向、扭转、升高、压低等作用。闭合垂直曲可用来关闭间隙。

2. 带圈开大垂直曲 同样分为开大带圈垂直曲及闭合带圈垂直曲,作用与垂直曲相同,但弹性更好,且矫治力较温和而持久。

3．垂直张力曲　主要用来关闭间隙。

4．水平曲　用来压低、升高及扭正牙,并可作为颌间牵引的拉钩使用。

5．带圈水平曲　作用同水平曲,但比水平曲的弹性更好,并且矫治力较为温和而持久。

6．匣形曲　主要对牙有压低、升高及正轴的矫治作用。

7．欧米加曲　也称末端结扎曲,用来和末端颊管结扎在一起,以固定弓丝。

8．小圈曲　一般作为牵引钩用。

各类矫治曲可在圆形弓丝或方形弓丝上弯制,根据牙矫治的不同需要而选择使用。

（四）方丝弓矫治器的基本矫治步骤

方丝弓矫治器的矫治方法灵活多变,并没有固定的模式,但其矫治的步骤基本相同。其矫治病例可分为拔牙矫治和不拔牙矫治两大类,两者矫治的目标一致,拔牙矫治的病例包括关闭拔牙间隙的步骤。以临床多见的拔牙矫治为例,方丝弓矫治技术可分以下四个基本步骤:

1．排齐和整平牙列　这是第一阶段矫治,主要目标是使上下牙弓错位的牙排列整齐,整平牙弓(包括矫治深覆𬌗或开𬌗)。该阶段在矫治深覆𬌗的病例时,需同时加大第二序列弯曲,在排齐和整平牙列的同时,使前牙压低,后牙升高,为矫治深覆盖创造条件。

2．关闭拔牙间隙及矫治𬌗关系　这一阶段可开始使用方丝,弯制成具有第一或第一、第二序列常规弯曲的方形弓丝,插入颊管,将弓丝嵌入所有托槽并结扎固定。矫治包括拉尖牙向远中,关闭拔牙间隙,矫治前牙深覆盖及上下牙弓间𬌗关系等,这是整个矫治过程中较为关键的步骤。

3．牙位及𬌗接触关系的进一步调整　这一阶段称为矫治完成阶段。为使上下牙弓的形态和功能更趋完善,还需对个别牙存在的牙轴、牙位及𬌗接触等轻度障碍进行调整。

4．保持　为了巩固矫治效果,保持是必要的。可先去除上下唇弓,以结扎丝分别将上下牙弓由一侧颊管至另一侧颊管,通过所有托槽做8字交叉连续结扎并固定3~4周,若牙及𬌗关系稳定,无变化,则改用保持器。

二、直丝弓矫治器

直丝弓矫治器又称预置矫治器,源于方丝弓矫治器。

（一）直丝弓矫治器的原理

直丝弓矫治器的主要原理是:①根据不同牙齿的三维形态位置,在托槽内预置了不同的轴倾角、转矩角,且有不同的托槽底形态与厚度,牙齿的定位由托槽完成,一根有基本弓形的平直弓丝插入托槽,就可以完成牙三方位的移动,不需要在弓丝上弯制三种序列弯曲,所以称直丝弓矫治器;②直丝弓矫治器在相应牙的托槽上增加了抗旋转、抗倾斜设计,在矫治过程中可对抗牙齿旋转与倾斜;③直丝弓矫治器采用双翼宽托槽,配合使用高弹性弓丝,可以自动完成旋转牙的矫治,不需要在弓丝上弯制相应的弹簧曲。

（二）矫治特征

直丝弓矫治器遵循方丝弓矫治技术的治疗原则,但又有自己的特征:①更加强调托槽粘接位置的精确；②通常将第二磨牙包括在矫治器内；③广泛应用高弹性弓丝；④使用轻而持久的矫治力（50～150g）；⑤强调牙弓完全整平；⑥第一阶段排齐整平牙弓时，常采取尖牙向后结扎和末端弓丝回弯的方法，防止前牙唇倾及覆𬌗加深（图6-47）；⑦第二阶段使用滑动法关闭拔牙间隙（图6-48）。

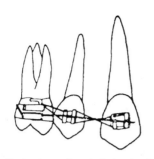

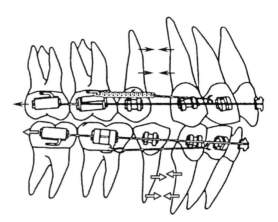

图 6-47　尖牙向后 8 字形结扎和末端弓丝回弯　　　图 6-48　滑动法关闭间隙

 小知识

Begg 细丝弓矫治技术

　　Begg 细丝弓矫治技术是澳大利亚的正畸先驱 P.R.Begg 医师根据对石器时代晚期的澳洲土著人的牙𬌗情况研究，于 20 世纪 50 年代提出的一项高效能的矫治技术。其主要特点是：①根据磨耗𬌗理论，提出拔牙矫治方法；②采用改良式带形弓托槽以及使用较细的圆丝，使牙齿通过倾斜移动达到整体移动的目的；③根据差动力原理，轻力倾斜移动牙齿，使用颌内支抗，不需要使用颌外支抗；④主张过度矫治以防止复发；⑤矫治阶段和矫治目标明确。

（胡景团）

第五节　矫形力矫治器及其制作技术

　　矫形力指用于移动牙弓、颌骨位置或诱发骨组织改建，从而刺激颌骨生长的矫治力，其力值大大高于移动牙齿的正畸力。因此，大多数矫形力矫治器需要借助头颈部位作为支抗来源。

一、口内矫形力矫治器

（一）概述

　　口内矫形力用于刺激颌骨生长从而改善牙弓形态，常见形式是上颌扩弓器，即通过矫形力水平向牵张尚未闭合的腭中缝,刺激骨缝内新骨沉积,从而增加上颌牙弓宽度。

(二)种类及作用机制

矫形力扩展上颌宽度有三种类型:单纯矫形力扩展、矫形正畸力混合扩展和功能性扩展。

1. 单纯矫形力扩展 即扩展上颌腭中缝,刺激骨缝内新骨沉积。使用最多的是 Hass 矫治器(图 6-49)和 Hyrax 矫治器(图 6-50)。

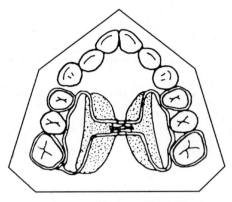

图 6-49 Hass 矫治器

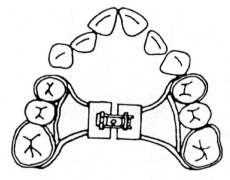

图 6-50 Hyrax 矫治器

(1)适应证:①年龄:8~14 岁的替牙期和恒牙早期患者,在此范围内年龄越小,骨缝扩开的效果越明显,产生牙周并发症的可能性越小,并且能使颅面生长发育趋于正常化。成年患者使用时必须配合颊侧骨皮质切开术;②拥挤度:主要用于严重拥挤或严重宽度不调(如后牙反𬌗)病例;③骨性Ⅲ类错𬌗:上颌发育不足进行前方牵引的安氏Ⅲ类错𬌗可以合并使用腭中缝扩展。

(2)扩展速度:①快速腭中缝扩展:每日将螺旋开大 0.5~1.0mm,(每日旋转 2~4 次,每次 1/4 圈),连续 2~3 周,使中缝迅速打开,停止加力后保持 3 个月,使新骨在扩开的中缝处沉积;②慢速腭中缝扩展:每周将螺旋开大 1.0mm(每周 4 次,每次 1/4 圈),在 2~3 个月内逐渐使中缝扩开。

(3)扩展效果:矫形扩展可使磨牙区宽度增大 10mm。上颌宽度的增大使上牙弓周长增加 4mm 以上,远期效果较稳定。

2. 矫形正畸力混合扩展 指当腭中缝骨改建效应缺乏的情况下,扩弓器释放的力主要在两侧后牙产生效应,使之向颊侧倾斜移动而导致牙弓宽度扩大。常用于恒牙期青少年或成人,每侧可获得 1~2mm 的间隙。后牙的颊向移动可能在某种程度上刺激该区域牙槽骨的生长,因此,其长期效果是稳定的。

上颌牙牙弓混合扩展的装置有螺旋器分裂基托活动矫治器(图 6-51)、菱形簧分裂基托活动矫治器(图 6-17)及上颌四眼圈簧固定矫治器(图 6-52)等。

下颌牙弓扩展的装置有螺旋器分裂基托活动矫治器及

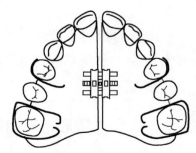

图 6-51 上颌螺旋器分裂基托活动矫治器

四眼圈簧扩弓矫治器等。

3. 功能性扩展 功能调节器（FR）（图 6-30）由于其颊屏去除了颊肌对牙弓的压力，在舌体的作用下牙弓的宽度得以开展，牙弓宽度增加可达 4mm。另外，唇挡、颊屏等对移行皱襞黏膜的牵张也可以刺激牙槽骨的生长。然而此种治疗往往需要从替牙早期开始并持续到青春快速期。

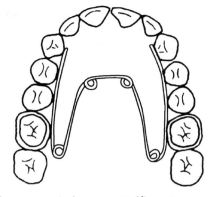

图 6-52 上颌四眼圈簧固定矫治器

二、口外矫形力矫治器

（一）概述

口外矫形力矫治器（亦称口外支抗类矫治器）是以口腔外部头顶、枕、颈、额、颏等口外结构作为抗基，为移动粗壮牙或一组牙向近远中方向、水平方向和垂直方向的三维空间移动，以及促进（或抑制）上下颌的生长发育，改变骨骼的生长方向，提供足够的支抗能力，以达到矫治错𬌗与颌面部畸形的目的。口外矫形力矫治器有口外后方牵引、口外垂直牵引、口外前方牵引和头帽颏兜牵引等矫治器。

（二）组成及其作用

口外支抗类矫治器组成包括：支抗部件、口内部件、连接部件和力源部件等。

1. 支抗部件 支抗部件的承受体（或抗基部位）为额、颏、顶、枕及颈后等部位，常选用一个或一个以上部位，因此支抗部件包括单一支抗和复合支抗。

（1）颈带：是以颈后部为抗基的单一支抗部件。它是一条宽 25～30mm 的软质带子，绕过颈后部，两末端止于两侧耳垂的前下方，并附有纽扣或拉钩。适用于低位口外牵引（图 6-53），其优点是结构简单，戴用舒适，但固位不稳定。

（2）头帽：是以顶部、枕部、颈后部及额部为抗基的复合支抗部件，有简单和复合两种头帽。

1）简单头帽：为顶枕联合部件。由两条软质带子分别绕过枕部和顶部，于两侧耳郭的前上方相连接，连接处有纽扣和挂钩。只能作高位口外牵引（图 6-54）。虽然戴用舒适，但稳定性稍欠缺。

2）复合头帽：是一种顶、枕、颈和额四个部位的联合支抗部件，具有良好的稳定性，复合头帽的口外牵引称为联合牵引（或水平牵引）（图 6-55），也适用于较大的或不对称的口外牵引力。

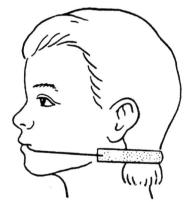

图 6-53 口外弓低位牵引（以颈带作为支抗部件）

（3）颏兜：既可作为支抗部件，也可作为受力载体。在作支抗部件时，它是以颏部作为抗基，并同额垫联合作用为上颌前牵引装置——面具提供支抗（图 6-56），以刺激安氏Ⅲ类错𬌗患者上颌骨的发育。在作为受力载体时，颏兜以头帽为支抗，使颏部作向后向上方的牵引,用以纠正反𬌗并改善下颌生长方向和生长量(图6-57)。但是如果使用不当,牵引力太大,牵引时间过长,牵引方向错误,不但会引起下颌前牙唇侧牙龈损伤,而且更为严重的是可导致颞下颌关节紊乱或偏斜等。

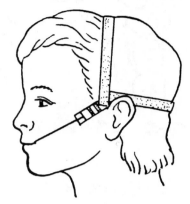

图6-54 口外弓高位牵引

(以简单头帽作为支抗部件)

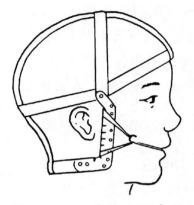

图6-55 口外弓水平牵引

(以复合头帽作为支抗部件)

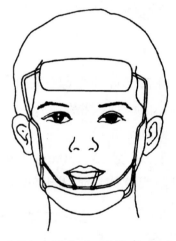

图6-56 颏兜和额垫复合支抗

组成上颌前牵引装置(面具)

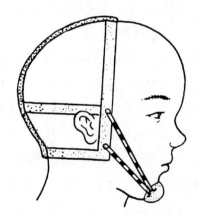

图6-57 利用头帽颏兜将

下颌向远中牵引

(4)额垫:是以额部作为抗基的支抗部件(图6-56),必须同颏兜联合作为前方牵引的口外支抗部分。

(5)面具:亦称上颌前方牵引或反向口外弓,是以额部与颏部作为抗基的复合支抗部件。由额垫、颏兜以及连接两者的金属支架、牵引架组成(图6-56)。面具用来对上颌骨或上牙弓进行向前牵引。

2.口内部件 是正畸作用力的承受载体。口内部件包括固定矫治器和活动矫治器两大类,两者均需要具有良好的固位、足够的强度及支持能力。

3.连接部件 是连接口外支抗部件与口内作用部件的装置,主要包括口外弓(图6-58)与J形钩(图6-59)。施加在口内的正畸作用力通过连接部件的传递把其反作用力释放在口外支抗部件上。

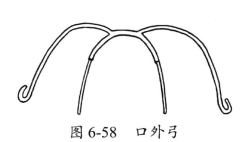

图 6-58　口外弓

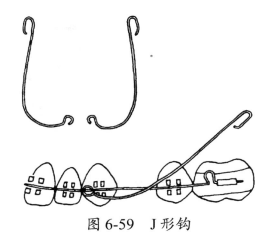

图 6-59　J 形钩

4. 力源部件　是口外支抗矫治器的施力来源，常见的有橡皮圈、弹性带等。力源部件通常置于连接部件与口外支抗部件之间，它通过前者向口内释放作用力，并依靠后者承受反作用力。

（安　旭　黄东斌）

第六节　其他矫治技术

一、舌侧矫治器及其矫治技术

舌侧矫治技术是将矫治器全部安放于牙齿的舌侧面进行矫治的正畸技术。经过多年的理论研究和技术的不断完善，舌侧正畸已成为成熟、系统的固定矫治体系，是国际上近些年来兴起的一门正畸技术。但因为它对医师操作的要求较高，技术难度较大，费用高，目前在国内选择舌侧矫治器的患者并不多。

1. 舌侧矫治器的组成　舌侧矫治器主要由舌侧托槽、磨牙舌侧管、弓丝等组成（图 6-60，图 6-61）。

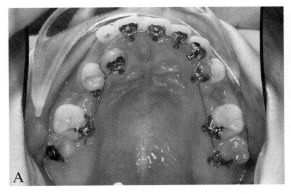
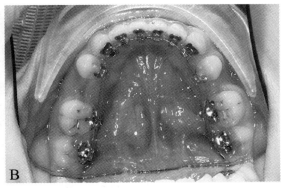

图 6-60　舌侧矫治器

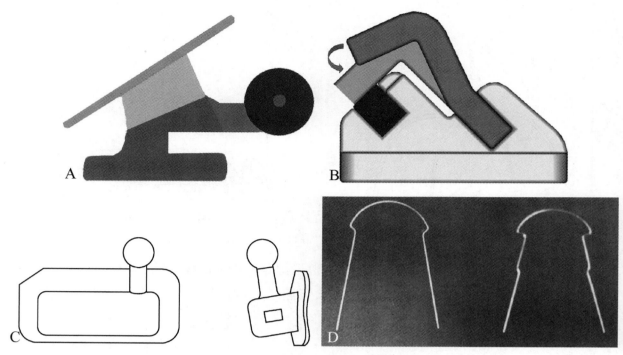

图 6-61 舌侧矫治器的组成

A. Kurz 水平槽沟型托槽 B. 垂直槽沟型 C. 磨牙舌侧管 D. 弓丝形态

2. 舌侧矫治器的矫治程序

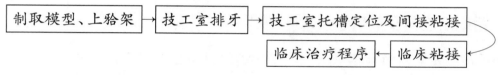

准确的托槽定位是取得良好矫治效果的关键。舌侧托槽必须采用间接粘接法。间接粘接是通过口内取模，在模型上确定托槽的位置，再由托盘将托槽转移到口内，医师在口内准确调整托槽位置后，用光固化粘接。

3. 临床治疗程序（以拔除 4 个第一前磨牙为例） 矫治程序与唇侧直丝弓矫治技术类似，分为 3 个步骤：①排齐整平牙弓；②整体内收前牙；③精细调整。

4. 舌侧矫治器的优缺点

（1）优点：①美观性好，不影响社交；②支抗强；③易于打开咬合；④可避免在运动中传统矫治器对唇部的损伤。

（2）缺点：①椅旁操作时间长，操作难度相对较大；②治疗费用高；③异物感强，初戴时影响发音；④口腔清洁难度大，容易导致牙周疾病的发生。

舌侧矫治器适合于对美观要求较高的成年人，或者运动员、舞蹈演员，杂技演员等。

二、无托槽隐形矫治技术

近年来，随着 CAD/CAM 技术的发展与普及，无托槽隐形矫治技术逐渐被临床所采用，在一定程度上克服了传统矫治技术的缺点，有着广泛的临床应用前景。

（一）定义

无托槽隐形矫治技术是利用模型扫描仪将牙颌石膏模型进行数据采集，并进行模型的三维重建；重建后的数字化模型可以用来模拟临床矫治设计和划分矫治阶段，结合 3D 打印技术，将每个矫治阶段的模型进行加工成型，在成型的树脂模型上制作隐形矫治器，患者按治疗步骤，自行配戴。

其优点是：①美观性：无金属托槽、钢丝，矫治器透明而轻薄，几乎完全隐形，不影响社交；②舒适性：没有托槽、弓丝，患者不需要使用保护蜡和树脂套管等保护装置，降低了患者的异物感，不影响发音；③便捷性：减少患者复诊、就诊时间，减少医师的椅旁操作时间；④安全性：患者可以自行摘戴，易于保持口腔卫生，避免钢丝、金属托槽对唇颊面黏膜的刺激、不影响社交等。还可用于对金属元素过敏患者；⑤不影响其他治疗：如牙齿漂白、夜磨牙、缺隙保持等。

（二）矫治原理及特点

无托槽隐形矫治器是系列矫治装置，通过不断小范围牙齿移动，达到矫治错𬌗畸形的目的。该矫治器不仅可以控制矫治力的大小，而且可以控制矫治力作用的时间。不同的阶段，仅仅某些牙齿可以移动，而另外的牙齿作为支抗，因此该矫治技术的支抗控制较好。无托槽隐形矫治技术的矫治力主要来源于热压膜材料变形后的回弹力。

（三）诊疗及工艺流程

1. 第一阶段　口腔医师采用二次印模法用硅橡胶制取印模、做咬合记录；拍摄治疗前后面像、牙𬌗像、全口牙位曲面体层 X 线片、侧位 X 线头影测量片；提交委托加工单。

2. 第二阶段——矫治器制作

修整石膏模型 → 形成数字模型 → 设计师根据委托加工单设计矫治方案

压膜、打磨、抛光 ← 树脂模型处理 ← 牙模成型（3D 打印）← 临床医师确认矫治方案

（1）修整石膏模型：灌注超硬石膏模型并修整。

（2）形成数字模型：应用模型扫描仪采集模型数据，形成数字模型并修整（图 6-62）。

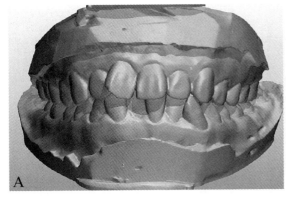
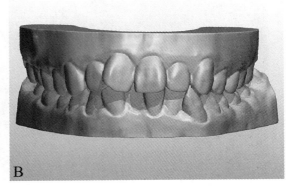

图 6-62　修整数字模型

A. 修整前　B. 修整后

（3）设计师根据委托加工单设计矫治方案：应用正畸软件重建牙齿的三维模型，虚拟设计矫治方案（图 6-63），将整个矫治方案划分为多个治疗阶段，每个阶段生成一个牙模文件，每阶段牙齿移动不超过 0.25mm。

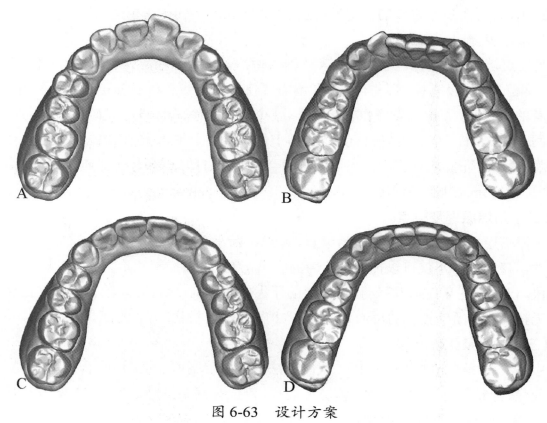

图 6-63 设计方案

A. 设计前上颌 B. 设计前下颌 C. 设计后上颌 D. 设计后下颌

（4）临床医师确认矫治方案：设计师把正畸矫治方案、矫治过程动画视频，发送给口腔医师，待口腔医师确认方案。

（5）牙模成型（3D 打印）：矫治方案确认后，修整每个阶段牙模文件，修整后排版，进行树脂模型加工成型（图 6-64）。

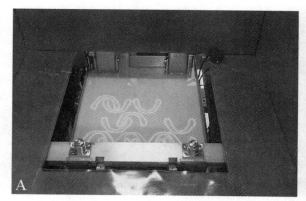
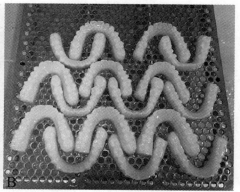

图 6-64 3D 打印树脂模型

A. 3D 打印工作中 B. 树脂模型成型

（6）树脂模型处理：超声波清洗机中加入乙醇清洗树脂模型，检查模型，固化箱光照加强固化（图6-65）。

（7）压膜：用膜片压制每个阶段的树脂模型（正压、负压、正负压联合），制作隐形矫治器，打磨、抛光，检查（图6-66）。

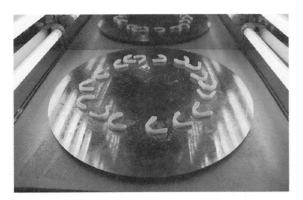

图6-65　光照固化树脂模型

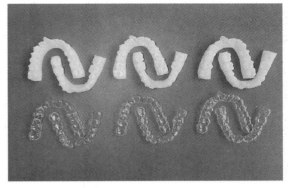

图6-66　成品隐形矫治器

3. 第三阶段——配戴矫治器　患者配戴矫治器之前，临床医师根据矫治方案提示，通过邻面去釉（图6-67）、附件粘贴（图6-68）等临床操作步骤，完成临床试戴（图6-69）。矫治器试戴合适后，患者根据每个矫治器上的编号，自行逐步配戴，每两周自行更换一次。例如：今日配戴第1副，2周后配戴第2副，再隔2周后配戴第3副等，直至矫治完成。完成矫治的时间因错殆畸形的类型及程度不同而有所差异。

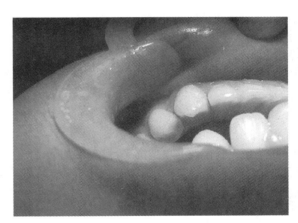

图6-67　邻面去釉

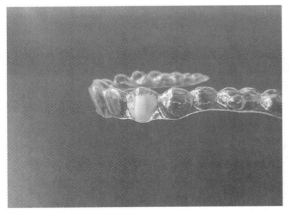

图6-68　附件粘贴导板

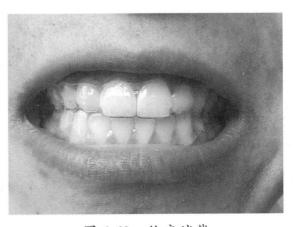

图6-69　临床试戴

小结

　　矫治器及其制作技术是本教材的重点内容。矫治器是治疗错𬌗畸形的主要装置，可分为机械性活动矫治器、功能性矫治器和固定矫治器。每种矫治装置都有其自身的特点和相应的临床适应证。临床中应该根据具体的需要来选择合理的矫治器。通过对常见矫治装置的制作，更进一步加深对矫治器结构和功能的理解。本章还对舌侧矫治技术、无托槽隐形矫治技术等新技术进行了简单介绍。

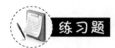 **练习题**

选择题

1. 活动矫治器与固定矫治器的主要区别在于
   A. 矫治错𬌗的效果　　　　　　　B. 支抗力的大小
   C. 矫治器所用的材料　　　　　　D. 医师的操作技术
   E. 患者能否自行取下

2. 下列哪项是机械性活动矫治器常用的功能部分
   A. 各类簧　　　　B. 唇弓　　　　C. 螺旋器
   D. 橡皮弹力圈　　E. 以上都是

3. 双曲唇弓的功能是
   A. 推前牙向唇侧　　　　　　　　B. 移动牙向近远中
   C. 扩大牙弓　　　　　　　　　　D. 关闭前牙间隙、缩小前部牙弓
   E. 推磨牙向后

4. 双曲舌簧的功能是
   A. 矫治舌（腭）向错位的牙
   B. 矫治唇（颊）向错位的牙
   C. 关闭前牙间隙、缩小前部牙弓
   D. 关闭后牙间隙、缩小后部牙弓
   E. 矫治各个方向错位的牙

5. 下列哪项不是功能性矫治器的适应证
   A. 功能性错𬌗　　　　　　　　　B. 矫正生长期儿童早期骨性错𬌗
   C. 某些不良习惯　　　　　　　　D. 矫治后的功能保持
   E. 成人错𬌗

6. 下颌前牙树脂联冠斜面导板的适应证是
   A. 矫治前牙深覆𬌗　　B. 矫治前牙深覆盖　　C. 矫治后牙反𬌗
   D. 矫治前牙开𬌗　　　E. 矫治前牙反𬌗

7. 下颌前牙树脂联冠斜面导板与上切牙长轴的角度

    A. 小于 45°   B. 大于 45°   C. 60°

    D. 90°   E. 120°

8. 口外支抗类矫治器的组成包括

    A. 支抗部件   B. 口内部件   C. 连接部件

    D. 力源部件   E. 以上都是

9. 以下哪项不是面具的组成部分

    A. 额垫   B. 颈带   C. 金属支架

    D. 牵引架   E. 额兜

10. 有关口外支抗类矫治器口内部件的描述错误的是

    A. 包括固定矫治器   B. 包括活动矫治器

    C. 具有良好的固位   D. 包括修复体

    E. 具有足够的强度

（安　旭　黄东斌）

第七章　错𬌗畸形的矫治

学习目标

1. 掌握：丝圈式缺隙保持器的制作方法。
2. 熟悉：错𬌗畸形的早期预防和预防性矫治；错𬌗畸形的阻断性矫治；牙列拥挤、前牙反𬌗、前牙深覆盖及深覆𬌗的病因、临床表现、诊断与矫治方法。
3. 了解：后牙反𬌗、锁𬌗、开𬌗的病因、临床表现、诊断与矫治方法。

　　错𬌗畸形的矫治包括预防性矫治、阻断性矫治、一般矫治和外科矫治。预防性矫治和阻断性矫治是错𬌗畸形早期矫治的主要内容。从早期防治的观点来看，错𬌗畸形的早期矫治比较容易，见效较快，矫治方法和矫治器也较简单。因此，适时对错𬌗畸形进行早期矫治，可达到事半功倍的效果。本章主要介绍预防性矫治、阻断性矫治和临床常见错𬌗畸形的矫治。

第一节　错𬌗畸形的早期预防和预防性矫治

一、错𬌗畸形的早期预防

（一）胎儿时期的预防
胎儿时期应注意母体的营养，防止疾病的发生，避免放射线的照射。

（二）婴儿时期的预防
　　1. 正确的喂养方法　提倡母乳喂养，喂养姿势为 45° 左右的斜卧位或半卧位，每次喂养时间约半小时。正确的喂养姿势和足够的喂养时间是婴儿正常吮吸活动的保障，可刺激颌面部的正常生长发育。如采用人工喂养，应注意：①奶瓶的位置应正确，不要过分压迫上下颌骨，以免造成反𬌗或下颌后缩；②人工奶嘴最好使用解剖式的扁形奶嘴，使之与口唇外形吻合，奶嘴的穿孔大小要适宜，以保证有足够的吮吸功能活动，刺激面部的正常生长发育。

　　2. 正确的睡眠姿势　婴儿应经常更换睡眠的体位与头位，以免一侧颌面部长期受压而出现颌面部的不对称。

3．破除口腔不良习惯　应尽早破除吮拇指、咬唇或咬物等口腔不良习惯。

（三）儿童时期的预防

1．饮食习惯　儿童应注意食用富含营养和有一定的硬度的食物，使其咀嚼系统能充分行使咀嚼功能，以促进牙颌的正常生长发育。

2．防治龋病　应养成良好的口腔卫生习惯，避免临睡前吃甜食；窝沟封闭预防龋病；及早充填患龋的乳牙，防止乳牙早失引起的错𬌗畸形。

3．及早防治呼吸道疾病，如慢性鼻炎、鼻窦炎和扁桃体肥大等；积极防治佝偻病、消化不良等全身性疾病。

4．及早破除吮指、咬唇或咬物等口腔不良习惯，注意对儿童的心理维护。

二、错𬌗畸形的预防性矫治

临床需要进行正畸预防性矫治和处理的主要问题是乳牙期和替牙期的局部障碍，如乳牙或恒牙早失、乳牙滞留、恒牙萌出异常等。

（一）乳牙或恒牙早失

乳牙、恒牙早失均影响咀嚼或发音功能，乳牙早失后可导致恒牙错位萌出，邻牙向失牙间隙倾斜，对颌牙伸长，进而使上下牙弓咬合关系紊乱。

1．乳牙早失的处理　一般应及时应用缺隙保持器维持间隙，保持牙弓长度，以便后继恒牙萌出时有足够的位置。

（1）缺隙保持器的适应证：①乳牙早失，X线片显示后继恒牙牙根尚未发育或仅形成不到 1/2，牙冠𬌗面有较厚的骨质覆盖，间隙已缩小或有缩小趋势；②一侧或双侧多数乳磨牙早失，影响患儿咀嚼功能者。

（2）缺隙保持器应具备的条件：①能维护牙弓的长度；②不妨碍牙及牙槽的发育；③不妨碍口腔功能，能恢复一定的咀嚼功能；④不损伤口腔软、硬组织；⑤结构简单、固位良好，制作容易。

（3）缺隙保持器的类型：①按患者能否自行取戴，可分为活动缺隙保持器和固定缺隙保持器；②按能否恢复咀嚼功能，可分为功能性缺隙保持器和非功能性缺隙保持器。

（4）常用的缺隙保持器

1）丝圈式缺隙保持器（图 7-1）：适用于个别乳牙早失的病例。在缺隙一端较为稳固的牙上安放带环，用直径 0.7～0.8mm 的不锈钢丝做一 U 形丝圈，将圈的游离端焊接在带环上，另一端紧贴在缺隙端牙的邻面；也可在缺隙两端的牙上均安放带环，在缺隙处制作 U 形支架，两游离端焊接在两带环上。应注意：丝圈至少应离开牙槽嵴黏膜 1～2mm，不妨碍牙槽嵴的正常发育，并与邻牙有良好的接触，保持缺隙的近远中距离。

2）功能性缺隙保持器（图 7-2）：又称活动义齿式缺隙保持器，适用于多数乳磨牙缺失的病例。制作方法与一般的可摘局部义齿类似，但不需牙体制备，不用𬌗支托。应注意：功能性缺隙保持器需每 3～6 个月定期检查，适时更换，以免影响恒牙萌出和颌骨的发育。

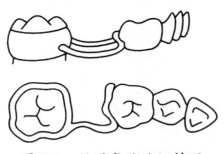

图 7-1　丝圈式缺隙保持器

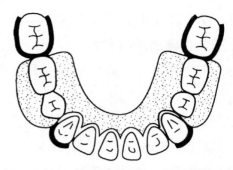

图 7-2　活动义齿式缺隙保持器

2. 恒牙早失的处理　除配戴缺隙保持器外，个别恒牙早失的患者可视具体情况，采用正畸治疗以邻牙代替早失牙，免除终身戴义齿的不便。若第一恒磨牙早失，缺牙区牙槽嵴足够，可考虑用固定矫治器让第二恒磨牙前移替代第一恒磨牙（图 7-3）。如上颌中切牙早失，可先将侧切牙移至中切牙的位置并维持中切牙牙冠宽度的间隙，成年后结合全冠修复，可取得较好的效果。

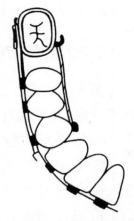

图 7-3　第一恒磨牙早失，固定矫治器牵引第二恒磨牙向近中关闭间隙

（二）乳牙滞留的处理

乳牙未脱，X 线片显示后继恒牙胚正常，牙根已形成 1/2 以上，对侧同名牙已萌，或后继恒牙已错位萌出，应尽早拔除滞留的乳牙，以便恒牙在萌出过程中自行调整。后继恒牙先天缺失，且其他恒牙关系正常者，应保留滞留的乳牙。

（三）恒牙萌出异常

1. 恒牙早萌的处理　恒牙萌出时间明显提前，临床检查有轻度松动，X 线片显示牙根刚开始形成，长度不足 1/3 或牙根未形成，即可诊断为恒牙早萌。常由于乳牙根尖病变破坏了牙槽骨及后继恒牙胚的牙囊，而使后继恒牙过早萌出，多见于前磨牙。早萌的恒牙常无牙根或者牙根较短，附着不牢，不能承担咀嚼压力，受外伤或感染时易脱落。

对早萌牙的正确处理是采用阻萌器，阻止其继续萌出。常用的阻萌器有以下两种：

（1）固定阻萌器：常见为丝圈式阻萌器（图 7-4），是在丝圈式缺隙保持器上加焊一根阻萌丝，阻萌丝紧贴在早萌牙𬌗面的中央。

（2）活动阻萌器：制作方法同功能性缺隙保持器，利用基托覆盖早萌牙的𬌗面，阻止其继续萌出。

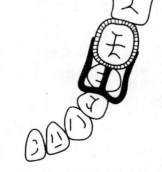

图 7-4　丝圈式阻萌器

在戴用阻萌器的过程中，应定期检查，若 X 线片显示早萌牙牙根形成已达到 1/2 以上时，可去除阻萌器。同时应注意口腔卫生，防止龋病的发生。

2. 恒牙迟萌、阻生及异位萌出的处理　恒牙在应萌出的年龄不萌出而对侧同名牙已萌出时称为迟萌；长期埋伏在牙槽骨内不能自然萌出到正常位置的牙称为阻生牙。常见原因有萌出间隙不足、乳牙滞留、恒牙萌出道异常等。

分析迟萌、阻生的原因，尽早拔除迟脱的乳牙、残根、残冠、额外牙，切除囊肿、牙瘤和致密的软硬组织。如恒牙牙根已形成 2/3 以上而萌出力不足时，可用外科手术开窗、导萌阻生牙及迟萌牙（图7-5）。

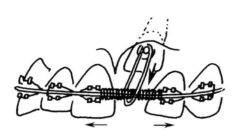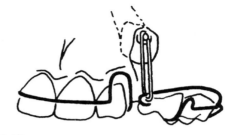

图7-5 导萌

3. 恒牙萌出顺序异常的处理 恒牙萌出顺序异常，若第二恒磨牙早于前磨牙、尖牙萌出，则可在第一恒磨牙前制作固定舌弓（图7-6），以保持牙弓的长度，确保后继尖牙、前磨牙萌出后能自行调整、排齐。若上颌第二恒磨牙过早萌出，已形成远中关系，则可采用推上颌第二恒磨牙向远中的矫治器，建立磨牙的中性关系。

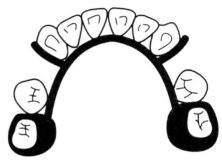

图7-6 下颌固定舌弓

（四）系带附着异常的处理

唇系带附着异常导致上颌中切牙之间的间隙不能关闭，临床上需做唇系带修整术。固定矫治器将左右侧中切牙向中线靠拢关闭间隙，待间隙关闭后，从牙槽嵴顶切除附着的异常唇系带及全部纤维组织，以保持间隙关闭后的效果。一般不主张先行唇系带手术再关闭间隙，因手术瘢痕会影响间隙的关闭。

舌系带过短的患者常伴有下牙弓过宽、前牙开𬌗，在错𬌗矫治的同时，可行舌系带修整术，恢复舌的正常功能活动。

第二节 错𬌗畸形的阻断性矫治

一、口腔不良习惯的矫治

口腔不良习惯多是由于疲倦、饥饿、疾病及不安全感等复杂的生理、心理因素所引起的一种儿童无意识行为。对口腔不良习惯患儿首先应采取心理治疗，通过说服教育，让其理解口腔不良习惯的害处并自觉改正；其次，改善周围环境，分散患儿的注意力，有助于口腔不良习惯的纠正。若仍不能纠正者，则需戴用矫治器纠正。

1. 吮指习惯 以吮拇指多见，其次为吮小指和示指。

（1）对有吮指习惯的幼儿，可戴手套或指套，必要时可戴唇挡，若由于吮拇指所引起的上颌前突、深覆盖及牙弓狭窄等，可戴前庭盾（见图6-36）。

（2）对年龄较大的儿童，由于吮指习惯引起前牙开𬌗并伴有继发性吐舌习惯者，可戴具有腭刺、腭网或腭屏的舌习惯矫治器（图7-7）。

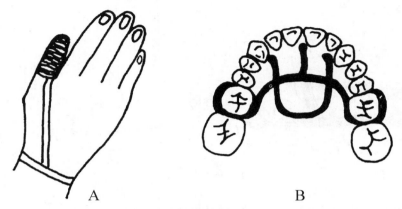

图 7-7 破除吮指习惯的常用方法

A. 金属丝指套 B. 腭网矫治器

2. 舌习惯 主要有吐舌、伸舌和舔牙三种不良习惯。常可采用带舌刺的上颌活动矫治器，以阻挡吐舌、伸舌。也可采用固定矫治器如腭网、腭屏等纠正吐舌和伸舌习惯（图7-8）。还可在破除舌习惯矫治器上附加双曲唇弓以关闭牙间隙（图7-9）。

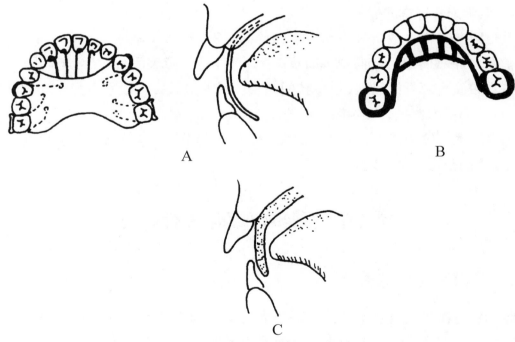

图 7-8 破除舌习惯的常用方法

A. 腭刺 B. 腭网 C. 腭屏

3. 唇习惯 咬下唇习惯者多见，常导致前牙深覆𬌗、深覆盖，可在上颌戴用附下唇挡丝的活动矫治器（见图6-22），也可戴用前庭盾矫治。

4．口呼吸习惯 首先要积极治疗呼吸道疾病，消除病因。之后可用前庭盾纠正口呼吸习惯，前庭盾可做唇肌训练以增强其肌力，使其能自然闭合（图7-10）。

5．偏侧咀嚼习惯 对有偏侧咀嚼习惯的患儿，首先必须去除病因，积极治疗龋病，缺牙区作缺隙保持器，必要时进行修复，错𬌗畸形也应进行矫治，同时指导患儿进行双侧咀嚼。

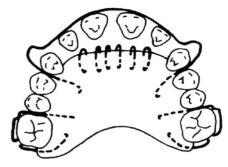

图 7-9 附舌刺及双曲唇弓的上颌活动矫治器

 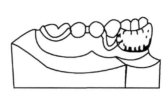 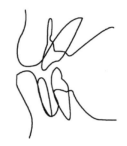

图 7-10 前庭盾和下唇唇挡

二、牙数目异常的矫治

1．额外牙 原则上应尽早拔除额外牙。多数额外牙早期拔除后，错位恒牙可自行调整；若恒牙舌向错位，个别牙反𬌗，可使用𬌗垫式矫治器进行矫治；对于阻生的额外牙和冠根倒置的额外牙，如果位置很高，不压迫恒牙的牙根，不影响恒牙的移动，且手术拔除困难时，可定期观察暂不处理。

2．先天缺牙 先天缺牙与恒牙早失的处理类似。原则上对个别牙缺失的患者尽量选用后牙前移的替代疗法，而多数牙缺失的患者则应先集中间隙，再采用义齿修复的方法恢复牙列和咬合，以恢复其咀嚼功能。

三、牙列拥挤的早期矫治

（一）轻度拥挤的矫治

拥挤量不足4mm的轻度牙列拥挤患者应定期观察，随着恒牙的萌出，颌骨及牙弓长度和宽度的增加，部分患者可自行调整。若第一前磨牙萌出间隙不足，可以片切第二乳磨牙牙冠的近中面，使间隙不足的第一前磨牙顺利萌出（图7-11）。若第一恒磨牙有近中移动倾向，可做预防性舌弓和腭弓维持牙弓现有长度。若发现唇颊肌张力过大，影响牙弓前段发育时，可制作唇挡，消除异常的肌张力，以便切牙唇向自行调整。

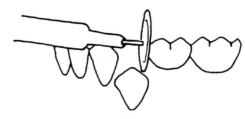

图 7-11 片切第二乳磨牙近中使间隙不足的第一前磨牙萌出

（二）中度拥挤的矫治

拥挤量为 4～8mm 的替牙期中度牙列拥挤患者，一般不做早期处理，定期观察，待到恒牙期酌情矫治。详见本章第三节牙列拥挤的矫治。

（三）严重拥挤的矫治

对于拥挤量大于 8mm，严重的混合牙列拥挤并有家族史倾向的患者，在掌握全面诊断的基础上，可酌情考虑采用序列拔牙的方法进行矫治，但应十分谨慎。由于序列拔牙法疗程太长，可达 3～4 年，难以取得患者的合作，且对儿童全身与颌骨的发育常估计不足，再加上采取序列拔牙法的病例，一般不可能完全自行调整得很理想，常需等到恒牙列期时再进行必要的矫治。因此，很多学者不主张用此法来矫治牙列拥挤，可到恒牙列早期拥挤明确后，再进行矫治。

四、反𬌗的早期矫治

早期反𬌗的患儿多为牙性和功能性反𬌗，如果不及时治疗，颌骨可因长期生长受障碍而形成安氏Ⅲ类骨性反𬌗，颜面的凹面畸形将越来越严重，治疗也越来越困难。因此，反𬌗应尽早矫治。

（一）乳前牙反𬌗的矫治

乳前牙反𬌗是乳牙列常见的错𬌗畸形。一般在 4 岁左右即可进行矫治。若治疗太晚（6～7 岁），乳牙根已开始吸收，常给治疗带来困难。

1. 调𬌗 因乳尖牙磨耗不足导致的假性下颌前突形成的反𬌗，可采用调磨的方法，消除乳尖牙的早接触，即可解除前牙反𬌗。

2. 上颌双侧后牙𬌗垫式矫治器（见图 6-20） 适用于牙性或功能性反𬌗，反覆𬌗中度、有足够后牙作抗基者。在利用后牙𬌗垫解除前牙锁结的情况下，调整双曲舌簧推上颌前牙向唇侧。反𬌗一旦解除，立即调磨𬌗垫，7～10 天左右加力一次，需戴矫治器进食，一般 3～6 个月可完成矫治。

3. 下颌前牙树脂联冠斜面导板（见图 6-33） 适用于功能性乳前牙反𬌗，反覆盖不大、反覆𬌗深的患儿。下前牙树脂联冠斜面导板一般粘接在下颌前牙上，2～3 周内畸形可明显改善。有时可在反覆𬌗改正之后，为方便患儿进食改为𬌗垫式矫治器，继续推上颌切牙向唇侧，使前牙反𬌗完全纠正。

（二）替牙期个别恒前牙反𬌗

1. 咬撬法 适用于个别前牙反𬌗，反覆𬌗浅，有足够间隙的患儿。用压舌板矫治，先将压舌板修整至其宽度窄于反𬌗牙的牙冠，将压舌板一端置于反𬌗牙的舌面，施力于压舌板的另一端，每天使用多次，每次 5～10 分钟，总时间为 1～2 小时，一般 2～3 周便可矫治反𬌗，也可采用斜面导板进行矫治（图 7-12）。

2. 下颌双侧后牙𬌗垫式矫治器 适用于下颌前牙唇向错位伴有牙间隙的前牙反𬌗，利用𬌗垫解除锁结关系，双曲唇弓内收下颌前牙并关闭间隙，矫治前牙反𬌗。

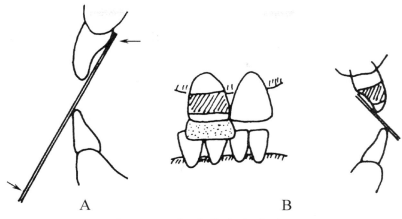

图 7-12 个别牙反𬌗的矫治

A.咬撬法 B.斜面导冠

3.上颌双侧后牙𬌗垫式矫治器 适用于上颌前牙舌向倾斜并伴有轻度拥挤的反𬌗患者。利用双曲舌簧开展上颌前部牙弓，矫治反𬌗，排齐上颌前牙。

（三）骨性反𬌗的早期矫治

骨性反𬌗常为上颌骨发育不足，下颌骨发育过度所致。

1.前方牵引矫治器 适用于混合牙列期上颌发育不足，下颌位置前移或轻度发育过度者。口内设计为上颌𬌗垫式矫治器，增加固位卡环或邻间钩，基托盖过上颌结节。在尖牙远中放置牵引钩，每侧牵引力为300～500g，方向向前向下，且与𬌗平面约成30°，促进上颌骨向前下方生长（图7-13）。

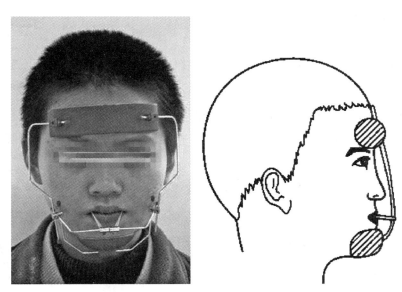

图 7-13 前方牵引矫治器

2.功能调节器 FR等功能性矫治器，详见第六章第三节。

（四）后牙反𬌗的早期矫治

1.个别后牙反𬌗 一般由于早接触引起，可采用调𬌗的方法。

2. 单侧后牙反𬌗　调𬌗，改正单侧咀嚼习惯，应用单侧后牙舌簧𬌗垫式矫治器（见图6-23）。

3. 双侧后牙反𬌗　调𬌗，双侧扩弓：①采用活动矫治器：上颌双侧后牙平面式𬌗垫，腭侧用分裂簧或螺旋扩大器，扩大上牙弓，改正后牙反𬌗（图7-14）。②固定矫治器：采用 W 形或四眼圈簧扩弓矫治器，扩大牙弓，纠正双侧后牙反𬌗（见图6-52），详见第六章第五节。

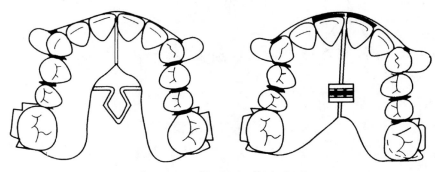

图 7-14　扩弓活动矫治器

（马晓丽）

第三节　常见错𬌗畸形的矫治

一、牙列拥挤

牙列拥挤是错𬌗畸形中最为常见的一种类型，占错𬌗畸形的 60%～70%。牙列拥挤分为单纯拥挤和复杂拥挤。

（一）病因

牙列拥挤的原因包括：①进化因素：人类演化过程中咀嚼器官表现出逐步退化减弱的趋势，构成了牙列拥挤的种族演化背景；②遗传因素：牙齿的数目、大小、形态及颌骨的大小、位置、形态在一定程度上受遗传的影响；③环境因素：替牙期障碍，如乳牙早失、长期咬下唇等一些口腔不良习惯、长期食用精细柔软食物导致牙槽、颌骨发育不足，造成牙量骨量不调。

（二）临床表现

牙列拥挤多发生在前牙区。单纯拥挤可视为牙性错𬌗，一般磨牙多为中性关系，面型基本正常，仅表现为牙齿排列错乱；复杂拥挤除牙量、骨量不调造成的拥挤之外，还存在颌骨、牙弓间关系不调，有时还伴有口颌系统功能异常，并影响到患者的面型。

（三）诊断

1. 牙列拥挤的分度　根据拥挤程度分为轻、中、重三度。

（1）轻度拥挤（Ⅰ度拥挤）：牙列拥挤程度≤4mm。

（2）中度拥挤（Ⅱ度拥挤）：4mm< 牙列拥挤程度≤8mm。

（3）重度拥挤（Ⅲ度拥挤）：牙列拥挤程度 >8mm。

2. 牙列拥挤度的测量　牙列拥挤度的确定依赖于模型测量，即牙弓应有长度与牙弓现有长度之差。

（四）矫治方法

恒牙期牙列拥挤的矫治原则是增大骨量和 / 或减少牙量，使牙量与骨量趋于协调，同时兼顾牙、颌、面三者之间的协调性。

1. **牙弓扩展** 牙弓扩展包括牙弓长度和宽度扩展，是增加骨量的主要措施。

（1）牙弓长度扩展：牙弓长度扩展主要包括推磨牙向远中、唇向移动切牙等。

1）推磨牙向远中：向远中移动上颌第一恒磨牙，一般每侧可获得 2~4mm 间隙；使下颌磨牙直立，每侧可获得 1mm 间隙。适应证：①上颌第一恒磨牙前移导致轻度牙列拥挤；②磨牙为远中关系；③第二恒磨牙未萌出或初萌尚未建殆；④最好无第三磨牙。

推磨牙向远中的矫治装置：

①口外弓：口外弓的内弓前部应离开切牙 2~3mm，在内弓的末端置入开大型螺簧，通过口外牵引力及口内螺簧向后推动磨牙（图 7-15）。

②口内矫治器

A. 活动矫治器：如树脂颈枕矫治器（图 7-16）。其推磨牙向远中的支抗来自于腭基托、前磨牙和前牙。为了增强支抗，防止前牙唇倾，前牙区的唇弓由不锈钢丝和树脂构成，并与前牙紧密接触，起到类似唇挡的作用，临床常与口外弓联合使用。

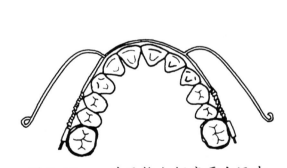

图 7-15 口外弓推上颌磨牙向远中

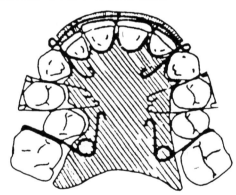

图 7-16 树脂颈枕矫治器推上颌磨牙向远中

B. 固定矫治器：摆式矫治器（图 7-17）最有代表性，其后移磨牙的弹簧曲由 β 钛丝构成，并用腭基托增加支抗，不需要使用口外弓。

C. 微螺钉种植体拉磨牙向远中。

D. 推下颌磨牙装置：远中移动或直立下颌磨牙，例如固定矫治器的磨牙后倾曲、螺旋弹簧（图 7-18）、下唇唇挡（见图 7-10）等。这些方法需要配合使用Ⅲ类颌间牵引，以防止下颌切牙唇侧倾斜。

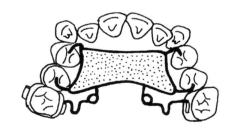

图 7-17 摆式矫治器推上颌磨牙向远中

2）唇向移动切牙：切牙切端唇向移动 1mm 可获得 2mm 间隙。然而唇向移动切牙将使得牙弓突度增加，同时覆殆变浅，覆盖变大，故临床上仅适用于切牙舌倾、深覆殆的病例，如安氏Ⅱ类2分类的患者。

（2）牙弓宽度扩展：常见的牙弓宽度扩展方式有三种：矫形扩展、正畸扩展和功能性扩展。

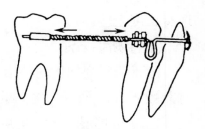

图 7-18　螺旋弹簧直立并推下颌磨牙向远中

1）矫形扩展：即扩展上颌腭中缝。适用于替牙晚期和恒牙早期的患者（8～14岁），详见第六章第五节。

2）正畸扩展：矫治器产生的力主要使后牙向颊侧倾斜移动而使牙弓宽度扩大，每侧可获得 1～2mm 间隙。常用于恒牙期青少年或成人，其腭中缝骨改建效应不足。上颌常用装置有螺旋扩弓分裂基托活动矫治器、菱形簧分裂基托扩弓活动矫治器（见图 7-14）及四眼圈簧固定矫治器（见图 6-52）等。

3）功能性扩展：功能调节器（FR）（图 7-19）由于颊屏去除了颊肌对牙弓的压力，在舌体的作用下牙弓的宽度得以扩展，牙弓宽度增加可达 4mm。然而此种治疗往往需要从替牙早期开始并持续到青春快速生长期。

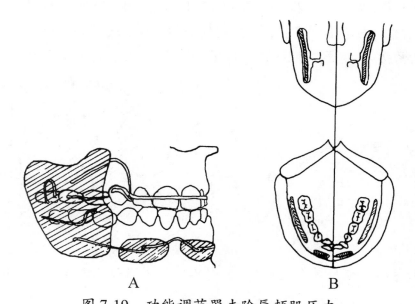

A B

图 7-19　功能调节器去除唇颊肌压力

A. 功能调节器侧面观　B. 功能调节器颊屏正面观和𬌗面观

2．邻面去釉　邻面去釉一般是针对第一恒磨牙之前的所有牙齿。邻面去除牙釉质的厚度仅为 0.25mm，每个牙的两邻面去釉可得 0.5mm，在两侧第一恒磨牙之间所有牙的邻面去釉共可得到 5～6mm 的牙列间隙。

适应证：①轻、中度牙列拥挤（拥挤度≤8mm），特别是低角病例；②牙齿较大，上下牙弓内牙齿大小比例失调；③口腔卫生好，牙少有龋坏；④最好是成年患者。

邻面去釉作为非拔牙矫治方法之一，可以单独使用，也可以与牙弓扩展、拔牙矫治联合应用。

小知识

　　轻、中度牙列拥挤，在拔牙或不拔牙的边缘病例，能不拔牙者尽可能不拔牙。扩弓、邻面去釉同时应用适用于中度牙列拥挤中拥挤度偏大的病例。

　　3. 拔牙矫治　通过减少牙数达到牙量与骨量相协调的目的，用于重度拥挤的病例。

　　（1）制订拔牙方案的基本原则：①拔牙保守原则；②患牙优先拔除原则；③左右对称原则；④上下协调原则。

　　（2）临床常见的拔牙模式：拔除四个第一前磨牙，为临床最常见的拔牙模式。

　　原因是：①第一前磨牙位于牙弓的中段，可以为矫治就近提供间隙；②咀嚼中心位于第一恒磨牙附近，拔除第一前磨牙对咀嚼功能的影响较小；③第一前磨牙位于口角线后面，对美观无明显影响；④第一前磨牙𬌗面沟窝相对较多，患龋率较高。

 小知识

临床常见的拔牙模式

　　临床常见的拔牙模式有：①拔除四个第一前磨牙；②拔除四个第二前磨牙；③拔除上颌两个第一前磨牙；④拔除下颌两个第一前磨牙；⑤拔除上颌两个第二前磨牙，下颌两个第一前磨牙；⑥拔除上颌两个第一前磨牙，下颌两个第二前磨牙；⑦拔除下颌切牙。

　　（3）拔牙矫治的矫治方法：拔牙矫治宜采用固定矫治器。用固定矫治器可以通过对支抗的控制、关闭拔牙间隙、调整前后牙的移动比例，最终建立正常的磨牙关系和前牙覆𬌗覆盖关系。

二、前牙反𬌗

　　前牙反𬌗可分为个别前牙反𬌗和多数前牙反𬌗。个别前牙反𬌗是一种症状，常合并于牙列拥挤。多数前牙反𬌗指3个以上的上颌前牙与下颌前牙呈反𬌗关系，是一种错𬌗类型。下面以多数前牙反𬌗为例叙述。

（一）病因

　　1. 遗传及先天性因素　前牙反𬌗有明显的家族倾向。另外，先天性疾病如先天性唇腭裂、先天性巨舌症及上颌恒牙先天缺失等，常造成前牙反𬌗。

　　2. 后天因素　①全身性疾病：佝偻病、垂体功能亢进等；②呼吸道疾病：慢性扁桃体炎、腺样体增生、肥大；③乳牙及替牙期局部障碍：乳牙龋病及多数乳磨牙早失、上颌乳前牙早失、上颌乳牙滞留、乳尖牙磨耗不足等；④口腔不良习惯：伸舌、吮指、咬上唇、下颌前伸习惯及不正确的人工喂养姿势等。

（二）临床表现

1．牙殆关系异常 前牙反殆涉及一侧后牙时，可表现为下颌偏斜。上颌前牙常伴有不同程度的拥挤，下牙弓一般大于上牙弓，磨牙多为近中关系。

2．颌骨发育与颅面关系异常 ①下颌生长过度，下颌整体位置前移；②上颌向前发育不足，造成上颌位置后缩，长度减小；③上下颌间关系异常，呈现安氏Ⅲ类骨面型；④上颌中切牙唇向倾斜，下颌前牙舌倾。

3．面部软组织 软组织侧貌呈Ⅲ类骨面型。

4．口颌系统功能异常 前牙反殆时可导致咀嚼肌活动不协调、咀嚼肌效能减低，严重时可影响颞下颌关节的功能。

（三）诊断

1．根据牙型分类 Angle 根据磨牙关系将前牙反殆分为安氏Ⅰ类错殆和安氏Ⅲ类错殆（图7-20）。

2．根据致病机制分类

（1）牙源性反殆：由于替牙期局部障

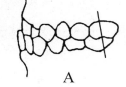 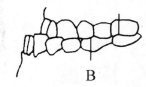

图 7-20 前牙反殆牙型分类

碍，上下切牙位置异常，形成单纯前牙反殆。磨牙多为中性关系，颌骨颜面基本正常，矫治容易，预后良好。

（2）功能性反殆：咬合干扰和早接触是诱发功能性前牙反殆的原因。功能性前牙反殆，磨牙多呈轻度近中关系，一般反覆盖较小，反覆殆较深，下颌骨大小、形态基本正常，但位置前移显示出轻度的下颌骨前突和Ⅲ类骨面型。下颌可以后退至上下颌前牙对刃殆关系。此类反殆的治疗效果较好，预后较佳。

（3）骨性反殆：由于上下颌骨生长不均衡造成的颌间关系异常，表现为下颌发育过度、上颌发育不足、磨牙近中关系、前牙反殆、Ⅲ类骨面型显著、下颌前突且不能后退。骨性反殆又称为真性Ⅲ类错殆或真性下颌前突（图7-21）。

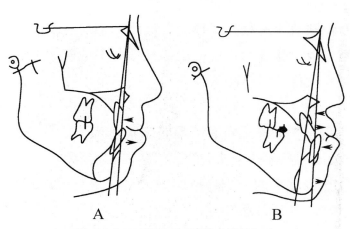

图 7-21 前牙反殆骨面型分类

A．Ⅰ类骨面型 B．Ⅲ类骨面型

（四）矫治方法

前牙反𬌗不及时矫治可随生长逐渐加重，因此，多数前牙反𬌗应强调早期矫治。前牙反𬌗在矫治时首先要解除反𬌗牙的锁结关系，通过上下颌前牙的移动纠正前牙反𬌗，使颌面部向正常方向发育。

1．乳牙期的矫治　详见本章第二节。

2．替牙期的矫治

（1）矫治原则：无论是哪种类型的反𬌗，首先要通过上下颌前牙的移动解除前牙反𬌗关系，以利于上下颌骨的生长趋向正常，防止骨性前牙反𬌗的发生或发展。

1）对于功能性反𬌗的患者，治疗原则与乳牙期相同。

2）对于有骨性反𬌗趋势、下颌生长超过上颌者，可在观察期间使用头帽颏兜，以抑制下颌向前生长；对于上颌发育不足的患者可使用上颌前方牵引矫治器。

3）替牙期反𬌗伴有牙列拥挤或牙列拥挤趋势的患者，只要拥挤不影响反𬌗的矫治，不要急于拔牙，特别是上颌牙列拔牙；如果上牙弓拥挤明显，不拔牙不能解除拥挤的患者，尽管下牙弓并不拥挤，也必须拔除四个前磨牙。

（2）矫治方法

1）上颌后牙𬌗垫式矫治器、FR-Ⅲ型矫治器、头帽颏兜、上颌前方牵引矫治器适用于替牙期前牙反𬌗的矫治。

2）肌激动器、颌间诱导丝：主要适用于替牙期，以功能因素为主的前牙反𬌗病例（图7-22）。

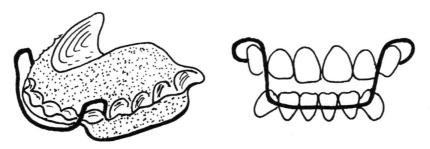

图7-22　肌激动器辅以颌间诱导丝

3．恒牙期的矫治

（1）治疗原则：此期或多或少伴有骨畸形。由于恒牙早期颌骨和牙𬌗的发育大部已完成，很难通过改变生长来调整颌骨关系，移动颌骨的可能性也不大，口外力已不常使用。治疗的目的是通过牙齿位置的改变建立适当的覆𬌗覆盖关系，掩饰已存在的骨畸形，为此常常需要减数拔牙。拔牙治疗的选择取决于两个因素：①拥挤程度；②牙弓突度。

（2）矫治方法

1）平面式𬌗垫牵引钩矫治器：适用于恒牙期上下牙弓排列整齐，功能性或轻度骨性前牙反𬌗及下颌前突者。下颌不能退至前牙对刃𬌗关系，前牙反覆𬌗较深、反覆盖不大的患者（见图 6-24）。

2）肌激动器：适用于恒牙早期上颌切牙舌向倾斜、下颌切牙唇向倾斜的牙性反𬌗的病例。

3）固定矫治器：适用于恒牙早期需要拔牙矫治的前牙反𬌗的病例。治疗中要使用Ⅲ类颌间牵引，由于Ⅲ类颌间牵引有使上颌磨牙伸长的作用，易使咬合打开，故对于高角病例应慎重使用。

4）外科矫治：对于严重骨性下颌前突畸形，上颌发育严重不足或伴有其他错𬌗畸形者，可在成年后进行外科矫治。

三、深覆𬌗

深覆𬌗是上下牙弓和 / 或上下颌骨垂直向发育异常导致的错𬌗畸形。临床上常表现为上颌前牙切缘覆盖下颌前牙牙冠唇面长度 1/3 以上，或下颌前牙切缘咬合于上颌前牙牙冠舌面切缘 1/3 以上。

（一）病因

1．遗传因素　上颌发育过大，位置靠后。下颌形态异常，下颌支发育过长，下颌下缘平面较平，下颌呈逆时针生长型。

2．环境因素　①全身慢性疾病：儿童时期全身慢性疾病导致颌骨发育不良，磨牙萌出不足，后牙槽高度发育不足导致下颌逆时针旋转，前牙继续萌出，前牙牙槽高度发育过度；②咬合因素：紧咬牙习惯，夜磨牙，咬肌、翼内肌张力过大，抑制了后牙牙槽的生长；③乳牙期或替牙期障碍：多数乳磨牙和第一恒磨牙早失，造成颌间垂直距离降低；下颌切牙先天缺失或乳尖牙早失，下颌切牙向远中移位使下牙弓前段缩小，下颌切牙与上颌切牙无正常接触，导致下颌切牙伸长；④功能因素：下颌功能性后缩使得下颌前牙脱离咬合而伸长，后牙区承受咬合力过大而压低。

（二）临床表现

以安氏Ⅱ类 2 分类为例：

1．牙齿　上颌中切牙内倾，上颌侧切牙唇倾，上颌牙列拥挤，下颌切牙内倾拥挤。

2．牙弓　上下牙弓呈方形，切牙内倾导致牙弓长度变短。下牙弓矢状曲线曲度过大；上牙弓因切牙内倾矢状曲线常呈反向曲线。

3．颌骨　上下颌骨一般发育较好，由于上颌前牙内倾，下颌被迫处于远中位，下颌前伸及侧向𬌗运动受限。

4．咬合及牙周组织　前牙深覆𬌗，覆盖常小于 3mm，甚至 0～1mm，呈严重的闭锁𬌗，可引起创伤性牙龈炎、急性或慢性牙周炎。

5．颞下颌关节　下颌运动长期受限者，可出现咬肌、颞肌、翼内肌压痛，张口受限等颞下颌关节紊乱病。

6．面型　一般呈短方面型，面下 1/3 的高度变短，下颌平面角小，咬肌发育好，下颌角区丰满,颏唇沟加深。

（三）分类

1. 深覆𬌗的分度

（1）Ⅰ度:上颌前牙牙冠覆盖下颌前牙牙冠唇面 1/3～1/2 处,或下颌前牙咬合在上颌前牙舌面切 1/3 以上至 1/2 处。

（2）Ⅱ度:上颌前牙牙冠覆盖下颌前牙牙冠唇面 1/2～2/3 处,或下颌前牙咬合在上颌前牙舌面切 1/2 以上至 2/3 处(或舌隆突处)。

（3）Ⅲ度:上颌前牙牙冠覆盖下颌前牙牙冠 2/3 以上,甚至咬在下颌前牙唇侧龈组织处,或下颌前牙咬合在上颌前牙腭侧龈组织或硬腭黏膜上。

2. 深覆𬌗的分类　根据深覆𬌗形成的机制不同,将深覆𬌗分为牙性和骨性两类。

（1）牙性:上下颌前牙及牙槽发育过长,后牙及后牙槽高度发育不足;上颌前牙牙体长轴垂直或内倾,下颌前牙有先天缺牙或下牙弓前段牙列拥挤至下牙弓前段缩短;磨牙关系可能为中性、轻度远中𬌗或远中𬌗关系;面部畸形不明显。

（2）骨性:除有牙性的表现外,同时还伴有颌骨与面部畸形,面下 1/3 畸形明显。

（四）矫治方法

1. 替牙期和恒牙早期

（1）牙性深覆𬌗

1）治疗原则:改正切牙长轴,抑制上下颌切牙的生长,促进后牙及牙槽的生长。

2）矫治方法:采用上颌活动矫治器,在内倾的上颌前牙舌侧设计双曲舌簧,舌簧上附平面导板(图 7-23)。舌簧的作用是使内倾的切牙向唇侧,以纠正切牙轴倾度;平面导板的作用是压低下颌切牙,同时打开后牙区咬合,使后牙有伸长的空间,从而改善下牙弓的 Spee 曲线。待上颌切牙牙轴纠正、深覆𬌗改善后,进一步排齐下前牙,调整𬌗平面曲度。

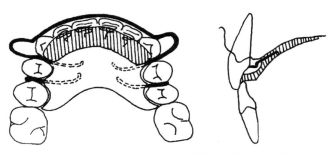

图 7-23　平面导板舌簧活动矫治器

（2）骨性深覆𬌗

1）治疗原则:纠正内侧的上颌前牙,解除闭锁𬌗及妨碍下颌骨发育的障碍,从而协调上下颌骨间的关系,刺激后牙及牙槽的生长,抑制前牙及牙槽的生长。

2）矫治方法:可用平面导板舌簧活动矫治器。对于上下颌骨矢状向严重不调的病例,可以采用功能性矫治器,以刺激下颌向前生长,待上下颌骨关系基本纠正后,再用固定矫治装置排齐牙列，进一步整平 Spee 曲线，并用Ⅱ类颌间牵引等手段巩固上下颌骨间的协调关系。

2. 恒牙晚期和成年人

（1）牙性深覆𬌗：可用固定矫治器，先矫治内倾的上颌切牙以解除对下颌的锁结，上牙弓舌侧可用小平面导板矫治器。小平面导板应以后牙打开咬合 2～3mm 为宜，待上颌前牙内倾纠正后，再粘接下颌托槽排齐下牙列，改正𬌗曲线，使上下颌前牙建立正常的覆𬌗、覆盖关系。

（2）骨性深覆𬌗：成人严重的骨性深覆𬌗，特别是后、前面高比例过大、下颌支过长、下颌平角小的患者，可采用外科 - 正畸治疗。

四、前牙深覆盖

前牙深覆盖是指上颌前牙切端至下颌前牙唇面的最大水平距离超过 3mm 者。前牙深覆盖时磨牙多为远中关系，并常伴有前牙深覆𬌗，典型患者为安氏Ⅱ类 1 分类错𬌗。

（一）病因

1. 遗传因素　研究证实，安氏Ⅱ类错𬌗中，上颌牙齿相对下颌牙齿不成比例有偏大现象；另外，下颌切牙先天性缺失、下颌发育过小、上颌发育过大等均受遗传因素的影响。

2. 环境因素　①局部因素：包括口腔不良习惯和替牙障碍，如口呼吸、吮拇指、咬下唇等可造成上颌前牙唇倾、拥挤，前牙深覆盖；②全身因素：全身疾病如佝偻病、钙磷代谢障碍等，均可引起上牙弓狭窄，上颌前牙前突和磨牙远中关系。

（二）临床表现及诊断

1. 前牙深覆盖的分度

（1）Ⅰ度：上颌前牙切缘至下颌前牙唇面的最大水平距离在 3～5mm。

（2）Ⅱ度：上颌前牙切缘至下颌前牙唇面的最大水平距离在 5～8mm。

（3）Ⅲ度：上颌前牙切缘至下颌前牙唇面的最大水平距离在 8mm 以上。

2. 前牙深覆盖的分类

（1）牙性：常因上下颌前牙位置或牙齿的数目异常导致，颌骨、颅面关系基本协调，磨牙多为中性关系。如上颌前牙唇向、下颌前牙舌向错位；上颌前部额外牙或下颌切牙先天缺失等。

（2）功能性：异常神经肌肉反射可导致下颌功能性后缩。异常神经肌肉反射可因口腔不良习惯引起，也可由𬌗因素导致。功能性下颌后缩时，上颌一般发育正常，当下颌前伸至磨牙中性关系时，上下牙弓矢状关系基本协调，面型明显改善。此型错𬌗多数预后良好。

（3）骨性：由于颌骨发育异常导致上下颌处于远中错𬌗关系，颅面骨骼类型可以分为三类：①上颌正常，下颌后缩；②上颌前突，下颌正常；③上颌前突，下颌后缩。

（三）矫治方法

1. 早期矫治　一般在替牙期进行。

（1）尽早去除病因：破除口腔不良习惯，及时治疗全身疾病。

（2）牙性深覆盖的矫治，主要根据错𬌗畸形的表现，采用不同的方法进行矫治，例如，拔除上颌额外牙，纠正上颌前牙前突并关闭牙间隙，上牙弓宽度不足时进行扩弓等。

（3）骨性深覆盖的矫治，早期进行可以影响上下颌骨的生长。

1）上颌正常，下颌后缩的矫治：近中移动下颌是矫治前牙深覆盖、磨牙远中关系和增进面部和谐与平衡的有效方法。可采用功能性矫治器，例如肌激动器、FR-Ⅱ型矫治器，促进下颌的向前生长；上颌斜面导板矫治器、前庭盾等也能收到良好的效果。

2）下颌正常，上颌前突的矫治：采用矫形的方法抑制上颌向前发育。对于有上颌前突或前突倾向的安氏Ⅱ类错𬌗畸形病例，在发育的早期采用口外弓限制上颌向前生长，同时引导下颌向前生长，最终建立正常的上下颌矢状关系。

3）后部牙槽高度不调的矫治：①下颌后缩，下颌平面角较大的安氏Ⅱ类高角病例，临床上常将高位牵引口外弓与肌激动器联合使用，引导下颌向前、向上生长，降低后部牙槽高度，减小下颌平面角（图7-24）；②下颌后缩，下颌平面角较小的安氏Ⅱ类低角病例，可将低位颈牵引、口外弓与斜面导板功能矫治器联合使用；③下颌后缩，下颌平面角正常者，可将水平牵引的口外弓与引导下颌向前的功能性矫治器联合使用。

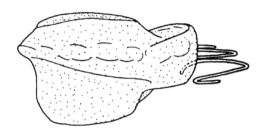

图 7-24　口外牵引肌激动器

2. 综合性矫治

（1）矫治原则：恒牙早期前牙深覆盖病例多数为安氏Ⅱ类 1 分类错𬌗，伴有不同程度的颌骨及颅面关系不调。轻度和中度颌骨关系不调时，正畸治疗常需要拔牙矫治。通过牙弓及牙槽骨的移动，代偿或掩饰颌骨的发育异常。对于处在青春快速生长期前或刚刚开始的部分患者，可把握时机对颌骨进行矫形生长控制。但是对于严重骨骼异常者，则需在成年之后进行外科 - 正畸联合治疗（图7-25）。

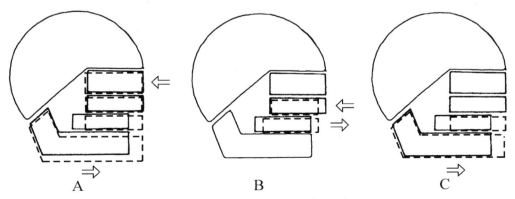

图 7-25　安氏Ⅱ类 1 分类错𬌗畸形治疗示意图

A. 生长改良治疗，抑制上颌，促进下颌生长　B. 掩饰性治疗，内收上颌前牙，前移下颌前牙　C. 手术治疗，前移下颌骨及下颌牙列

（2）矫治目标：①通过拔牙获得间隙，解除牙列拥挤；②减小前牙深覆𬌗；③矫治磨牙远中关系；④减小前牙深覆盖。

（3）矫治前牙深覆盖采用的拔牙模式：拔除 4 个第一前磨牙或者拔除上颌 2 个第一前磨牙及下颌 2 个第二前磨牙。

（4）矫治过程：以直丝弓技术拔牙矫治 Angle Ⅱ类 1 分类为例，矫治的过程可分为三个阶段：

1）排齐和整平牙列。

2）关闭拔牙间隙，同时矫治前牙深覆盖与远中磨牙关系：①通过颌内牵引远中移动上颌尖牙，使其与第二前磨牙靠拢，可配合使用口外弓或采用种植体做支抗；②内收上颌切牙，减小覆盖；③磨牙关系的调整，建立中性关系（图 7-26）。

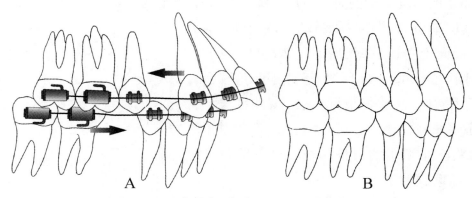

图 7-26 前牙深覆盖拔牙矫治示意图

3）咬合关系的精细调整：治疗后期，可采用尖牙三角形牵引，上下颌后牙的垂直牵引、斜形牵引，使覆𬌗、覆盖、磨牙关系达到较为理想的状态。

五、后牙反𬌗

后牙反𬌗可见于乳牙期、混合牙列期或恒牙期，可发生在单侧或双侧。可以是个别后牙反𬌗，也可以是多数后牙反𬌗。

（一）病因

1．牙性因素 乳磨牙早失或滞留引起替牙后上颌后牙舌向错位或下颌后牙颊向错位，导致个别后牙反𬌗。

2．功能性因素 ①一侧多数牙龋坏，只能用另一侧咀嚼，日久可导致单侧多数后牙反𬌗；②对一侧下颌的不正常压力，如长期一侧托腮的习惯，可使下颌逐渐偏向另一侧，引起另一侧多数后牙反𬌗；③替牙期𬌗干扰引起下颌偏斜，导致后牙反𬌗。

3．骨性因素 ①口呼吸患者两颊压力增大，上牙弓逐渐变窄，可引起双侧多数后牙反𬌗；②唇腭裂患者，上牙弓宽度发育不足，常有双侧后牙反𬌗；③髁突良性肥大，易引起单侧后牙反𬌗；④巨舌症也可引起后牙反𬌗。

（二）矫治方法

1．一侧后牙反𬌗 可采用上颌单侧后牙舌簧𬌗垫式矫治器（见图 6-23）。对于个别后牙反𬌗，除了戴用𬌗垫式矫治器外，还可采用固定矫治器利用上下颌反𬌗牙的颊舌向交互牵引，以解除后牙反𬌗。

2．双侧后牙反𬌗 患者上牙弓明显狭窄，可采用：①上颌菱形簧分裂基托活动矫治器；②上颌螺旋器分裂基托活动矫治器；③上颌四眼圈簧固定矫治器。

六、后牙锁𬌗

后牙锁𬌗是后牙的一种错𬌗畸形，常见于上下颌前磨牙及第二磨牙区，可发生在单侧或双侧。根据上下颌后牙的颊舌向位置关系，可分为正锁𬌗和反锁𬌗。

（一）病因

1．个别牙锁𬌗 个别乳磨牙早失、滞留、恒牙胚位置异常或后牙段的拥挤导致恒牙错位萌出造成锁𬌗。以前磨牙区个别牙正锁𬌗和上下颌第二磨牙的正锁𬌗较为常见。

2．单侧多数后牙正锁𬌗 常因一侧多数乳磨牙龋病或早失，不得不用对侧后牙偏侧咀嚼，日久失用侧则易形成深覆盖，进而发展成多数后牙正锁𬌗。

（二）分类

1．正锁𬌗 上颌后牙舌尖的舌斜面位于下颌后牙颊尖的颊斜面，𬌗面无咬合接触（图 7-27A）。

2．反锁𬌗 上颌后牙颊尖的颊斜面位于下颌后牙舌尖的舌斜面，𬌗面无咬合接触（图 7-27B）。反锁𬌗在临床上较少见。

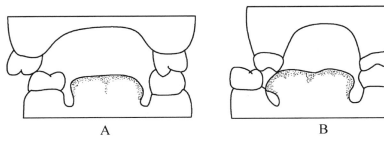

图 7-27 后牙锁𬌗

A．一侧后牙正锁𬌗 B．一侧后牙反锁𬌗

（三）临床表现

常见的临床表现有：①正锁𬌗的锁结关系，影响下颌的侧向运动，咀嚼功能降低；②后牙锁𬌗导致下颌有关肌肉的异常动力平衡，形成下颌骨左右发育不对称和颜面不对称畸形；③可诱发颞下颌关节紊乱病。

（四）矫治方法

1．前磨牙区个别牙正锁𬌗 上颌后牙颊向错位多见。可采用单侧𬌗垫式活动矫治器，在健侧的上牙弓或下牙弓上放置单侧𬌗垫，使锁𬌗牙脱离锁结关系，在上下颌锁𬌗牙

上各制作一个带环,在上颌牙带环的颊面及下颌牙带
环的舌面各焊接一个牵引钩,牵引钩之间挂橡皮圈,
利用上下颌牙的交互支抗进行矫治(图7-28)。

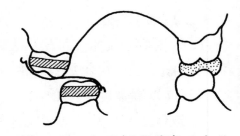

图7-28　上下颌后牙交互支抗
牵引矫治锁𬌗

　　2．单侧第二磨牙正锁𬌗　临床较为多见,上颌磨
牙颊向错位,下颌磨牙的位置多为正常或轻微舌向错
位。如果同侧的上颌第三磨牙尚未萌出或即将萌出且
形态正常,可将该侧第二磨牙拔除,以便第三磨牙自
行调位于已拔除的第二磨牙的位置,与下颌第二磨牙建立正常𬌗关系。

　　3．单侧或双侧多数后牙正锁𬌗　常见于下牙弓狭窄,锁𬌗侧下颌后牙舌侧错位较严
重,上颌后牙颊侧错位不明显的病例。此类病例矫治较为复杂。

　　4．反锁𬌗　个别反锁𬌗牙的矫治方法与正锁𬌗相反;多数反锁𬌗牙的最有效的矫治
方法是扩大上牙弓。

七、开𬌗

　　开𬌗主要是上下牙弓及颌骨垂直向发育异常,上下颌牙在牙尖交错位及下颌功能运
动时无𬌗接触。

　　(一)病因

　　1．口腔不良习惯　常见的不良习惯为吐舌习惯,其形成的前牙区开𬌗间隙呈梭形,
与舌的形态一致。此外,如伸舌吞咽、吮拇指、咬唇等均可造成前牙区开𬌗,咬物习惯
(如咬铅笔等)可能在咬物的位置形成局部小开𬌗。

　　2．下颌第三磨牙前倾或水平阻生　推下颌第二磨牙向𬌗方伸长,使之高出𬌗平面,
同时常伴有舌习惯等因素,多见于全口多数牙无𬌗接触的患者。

　　3．严重的佝偻病　患儿可呈现大范围开𬌗,特征是前大后小的楔形间隙。

　　4．遗传因素　关于开𬌗是否存在遗传的问题,一些学者对此有不同的看法,尚需进
一步研究。有的患者在生长发育过程中,上颌骨前份呈向前、上旋转,下颌骨呈向后、下
旋转的生长型,可能与遗传有关。

　　5．医源性因素　如不恰当的正畸治疗及不良修复体等。

　　(二)临床表现

　　1．牙及牙槽嵴　后牙萌出过高,牙槽嵴发育过度;前牙萌出不足,牙槽嵴发育不足。
磨牙可能呈中性𬌗、远中𬌗或近中𬌗关系。开𬌗范围可涉及前牙开𬌗、前牙及前磨牙开
𬌗,严重者只有最后一对磨牙有接触关系。

　　2．牙弓　上下牙弓形态、大小、位置可能不协调,上颌矢状𬌗曲线曲度增大,下颌矢
状𬌗曲线曲度较平或呈反曲线。

　　3．颌骨　上颌可能正常或宽度发育不足,腭穹隆高拱,其位置向前上旋转;下颌骨
发育不足,下颌支短、下颌角大,下颌骨向后下旋转。

4．面部 严重的开𬌗患者呈长面型，面下 1/3 过长，面宽度减小。

5．功能损害 咀嚼及语音功能显著降低，且随开𬌗程度及范围的增大，功能降低更明显。

（三）诊断

1．开𬌗的分度 开𬌗按上下颌切牙切缘之间分开的垂直距离大小，将开𬌗分为三度。

Ⅰ度：上下颌切牙垂直分开 3mm 以内。

Ⅱ度：上下颌切牙垂直分开 3～5mm。

Ⅲ度：上下颌切牙垂直分开 5mm 以上。

2．开𬌗的分类

（1）牙性开𬌗：主要为牙及牙槽高度的异常，即前牙萌出不足，前牙牙槽发育不足和/或后牙萌出过高、后牙牙槽发育过度，面部无明显畸形，颌骨发育基本正常。

（2）骨性开𬌗：患者除牙及牙槽高度的异常外，主要表现为下颌骨发育异常，下颌支短、下颌角大、下颌呈顺时针旋转生长型，面下 1/3 过长，严重者呈长面综合征表现，可能伴有上、下颌前牙及牙槽骨的代偿性增长。

（四）矫治方法

1．生长期儿童

（1）牙性开𬌗：多系口腔不良习惯引起。混合牙列期可用活动矫治器加舌屏、腭刺纠正不良习惯，如后牙萌出过多时可在后牙区加𬌗垫以压低后牙；幼儿一般在破除不良习惯后，上下颌切牙可以自行生长；如患者年龄较大，切牙不能自行调整时，可在开𬌗的上下颌切牙粘托槽进行垂直牵引。

（2）骨性开𬌗：分析是否为缺钙导致的佝偻病，如系全身因素引起的畸形则应配合补钙及全身治疗。生长早期患者除用前述矫治器外，应配合颏兜进行口外垂直牵引，矫治器的𬌗垫应做得稍高些，以刺激髁突生长和下颌支增长，引导下颌骨正常生长。

2．生长后期及成年人

（1）牙性开𬌗：一般用固定矫治器矫治，如直丝弓或多曲方丝弓矫治技术（MEAW）等（图 7-29），必要时配合后牙𬌗垫压低后牙。应用多曲方丝弓技术纠正成人开𬌗病例，临床效果较为肯定。其基本原理是利用多个靴形曲，增加弓丝的长度和弹性。通过后牙远中直立，配合前牙的垂直牵引，使开𬌗患者分离的𬌗平面合二为一，形成新的𬌗平面。

（2）骨性开𬌗：因生长发育基本完成，较难采用引导生长的方法。轻、中度骨性开𬌗患者除了采用前述多曲方丝弓矫治技术或拔牙矫治外，还可采用增加牙代偿的掩饰矫治法将开𬌗区的上下颌牙适当地代偿性伸长，尽可能地改善面部

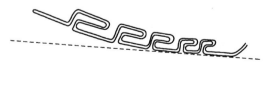
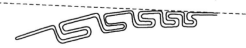

图 7-29 多曲方丝弓矫治弓丝示意图

形态。严重的骨性开殆、长面综合征患者则应进行外科 - 正畸联合治疗。

 小结

　　预防性矫治和阻断性矫治是错殆畸形早期矫治的主要内容。预防性矫治主要涉及防龋、保持牙弓长度，保障牙齿的正常萌出与替换。阻断性矫治包括破除各种口腔不良习惯、牙齿数目异常的矫治、牙列拥挤及反殆的早期矫治。临床常见的错殆畸形有牙列拥挤、前牙反殆、深覆殆、前牙深覆盖、后牙反殆、后牙锁殆及开殆等，其中牙列拥挤最为常见，矫治手段包括牙弓扩展、邻面去釉和减数拔牙；前牙反殆对口腔功能和颜面美观有较明显的影响，一般主张早期矫治；前牙深覆盖常伴有前牙深覆殆，磨牙关系多为远中关系，是典型的安氏Ⅱ类 1 分类错殆。后牙反殆可发生在单侧，可也发生在双侧；后牙锁殆可分为正锁殆和反锁殆；开殆为上下颌牙在牙尖交错位及下颌功能运动时无殆接触，对口腔功能影响较大。

练习题

选择题

1. 正确的母乳喂养姿势约为

　　A. 30°左右的斜卧位或半卧位　　　　B. 45°左右的斜卧位或半卧位

　　C. 90°左右的斜卧位或半卧位　　　　D. 120°左右的斜卧位或半卧位

　　E. 180°左右的斜卧位或半卧位

2. 有关儿童时期的预防，错误的是

　　A. 养成良好的饮食习惯　　　　　　B. 防治疾病

　　C. 积极治疗龋病　　　　　　　　　D. 忽视心理的维护

　　E. 养成良好的口腔卫生习惯

3. 乳牙早失的主要原因是

　　A. 龋病　　　　　　　B. 楔状缺损　　　　　　C. 磨耗

　　D. 牙周病　　　　　　E. 以上都是

4. 乳牙早失，在维持缺牙间隙时应及时应用

　　A. 固定义齿　　　　　　B. 缺隙保持器　　　　　C. 可摘局部义齿

　　D. 全口义齿　　　　　　E. 烤瓷冠

5. 下列除哪项外均是常用的缺隙保持器

　　A. 丝圈式缺隙保持器　　　　　　B. 功能性缺隙保持器

　　C. 全口义齿式缺隙保持器　　　　D. 下颌固定舌弓缺隙保持器

　　E. 导萌式缺隙保持器

6. 乳前牙反𬌗的矫治，一般可取得患儿合作的年龄是

    A. 2岁左右   B. 3岁左右   C. 4岁左右

    D. 5岁左右   E. 6岁左右

7. 下列哪项不是牙弓、颌骨、颅面关系异常的表现

    A. 前牙反𬌗   B. 前牙深覆𬌗、上颌前突

    C. 畸形牙   D. 前牙反𬌗，面下1/3高度增大

    E. 一侧反𬌗，颜面不对称

8. 患儿，女，12岁，恒牙𬌗，磨牙中性关系，覆𬌗、覆盖正常，上下牙弓Ⅰ度拥挤，明显前突，此患者最佳治疗方法是

    A. 拔牙矫治   B. 非拔牙矫治   C. 推磨牙向远中

    D. 活动矫治器矫治   E. 功能矫治器矫治

（侯斐盈　马晓丽）

第八章　保持器及其制作技术

学习目标

1. 掌握：保持器应具备的条件及保持器的种类；Hawley 保持器和负压压膜保持器的制作。
2. 熟悉：保持的种类。
3. 了解：保持的原因；保持的期限。

错𬌗畸形矫治后，牙、牙弓和颌骨都有退回至原始位置的趋势，正畸临床上称为复发。为了巩固错𬌗畸形矫治完成后的疗效，防止复发而采取的措施，称为保持。矫治后的保持是正畸治疗中不可或缺的一个重要环节，是防止错𬌗畸形复发和维持形态与功能稳定的有效措施。

第一节　保持的原因及种类

一、保持的原因

1. 牙齿矫治后有退回原来位置的倾向。
2. 牙齿矫治后，牙齿周围的骨骼及邻接组织的改建需要一定的时间。
3. 牙齿矫治后，𬌗的平衡尚未建立。
4. 口腔不良习惯未能完全破除。
5. 生长型及性别对矫治效果的影响。
6. 第三磨牙的萌出。
7. 超过牙颌正常限度的正畸治疗将导致疗效不稳定。

二、保持的种类

错𬌗畸形的保持分为自然保持和机械保持两大类。

（一）自然保持

自然保持是指利用自然力（口周肌力、咬合力等）来进行保持，不需要配戴保持器。

自然保持的主要方式有以下几种：

1．依靠肌功能保持 口周肌功能不平衡是导致错𬌗畸形的重要病因之一。通过去除影响牙弓和颌骨发育的异常肌功能因素，加强肌功能训练，恢复正常的肌功能平衡，对保持矫治后牙齿位置和咬合关系非常重要，可达到防止复发的目的。

2．依靠咬合关系及邻接关系保持 矫治后的咬合关系直接影响到矫治后牙齿及牙弓的稳定性。广泛的牙尖交错关系是最稳定的𬌗关系。良好的牙齿邻接关系也利于保持。

3．依靠牙周软、硬组织保持 牙齿的支持依靠牙周膜及牙槽骨，牙槽骨的生长依赖于牙的发育，牙周膜的结构和功能状态对于维持牙的位置、保持牙齿正常咀嚼功能的发挥具有重要的作用。因此，健康的牙周软、硬组织对矫治后牙的稳定性非常重要。

4．依靠拔牙减数保持 在矫治过程中，合理的选择减数治疗，也是一种加强保持、预防复发的方法。

（二）机械保持

主动矫治阶段结束后，为了保持已取得的矫治效果，应用机械性装置进行保持的方法称为机械保持，所用的装置称为机械保持器，简称保持器。

第二节 保 持 器

错𬌗畸形经过矫治后，为了保持矫治后的效果，需要配戴保持器防止复发。

一、保持器应具备的条件

1．不能妨碍牙颌的正常生长发育。
2．尽可能不妨碍各个牙齿的正常生理活动。
3．不妨碍咀嚼、发音等口腔功能，不影响美观。
4．便于清洁，不易引起牙齿龋坏或牙周组织的炎症。
5．结构简单，容易摘戴，不易损坏。
6．容易调整。

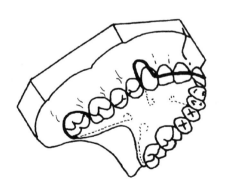

二、保持器的种类及其制作技术

（一）活动保持器

1．标准型 Hawley 保持器 Hawley 医师于 1920 年设计，由双曲唇弓、一对磨牙卡环及树脂基托组成（图 8-1）。适用于唇侧或舌侧错位牙矫治后的保持以及防止扭转牙的复发，是目前临床最常用的活动保持器。

Hawley 保持器制作要点：

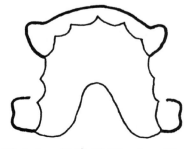

图 8-1 标准型 Hawley 保持器

（1）在最后磨牙上设计一对单臂卡环，应具有良好的固位作用。

（2）前牙区附有双曲唇弓，双曲唇弓与前牙轻轻接触而无压力，唇弓的长度应包括已矫治的牙，以保持其不移动。有时也可在双曲唇弓上焊卡环以加强固位。

（3）基托可以覆盖全部硬腭，也可做成马蹄形，树脂基托的边缘要与前牙舌隆突密贴，以保持牙不移动。

2. 改良式 Hawley 保持器

（1）改良式 Hawley 保持器 I 型：由双曲唇弓、一对磨牙箭头卡环及树脂基托组成（图 8-2）。将唇弓焊接在磨牙箭头卡环的颊侧桥体上，有利于间隙的关闭和保持，常用于第一前磨牙拔除的病例。

（2）改良式 Hawley 保持器 II 型：由上下基托和一个包埋于牙弓两侧最后磨牙远中面基托内的长双曲唇弓组成（图 8-3）。通过调节双曲即可使保持器获得固位，并使在唇弓范围内的各牙保持稳定。常用于多数牙移动后的保持。

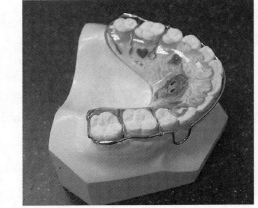

图 8-2　改良式 Hawley 保持器 I 型

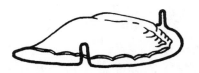 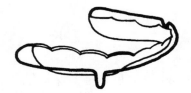

图 8-3　改良式 Hawley 保持器 II 型

（3）改良式 Hawley 保持器 III 型：由双曲唇弓、固位卡环和基托组成。唇弓通过侧切牙和尖牙之间进入腭侧，由尖牙卡环保持尖牙位置的稳定，并能提供良好的固位作用（图 8-4）。适用于尖牙唇向错位的患者。

（4）Hawley 保持器的其他改良型：在 Hawley 保持器基托上颌前牙的舌侧设计平面导板，使下颌切牙轻微与平面导板接触，以保持前牙深覆𬌗的矫治效果；在 Hawley 保持器基托上颌前牙的舌侧设计斜面导板，使下颌切牙轻微与斜面导板接触，有利于 Angle II 类错𬌗畸形矫治后的保持。

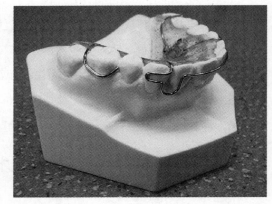

图 8-4　改良式 Hawley 保持器 III 型

3. 牙齿正位器　牙齿正位器目前多使用预成品，有多种规格，也可自行设计。它是用软橡胶或弹性树脂制成的一种可微量调整牙齿位置的保持器，保持器上下颌连成一体，覆盖于上下颌所有牙的牙冠，唇颊侧面的上下缘可延伸盖住上下颌牙列的附着龈，有利于咬合关系及牙位的保持。

4. 负压压膜保持器 负压压膜保持器是一种用热压膜材料通过真空负压制成的一种透明保持器（图8-5）。该保持器覆盖所有牙牙冠，具有较强的夹板作用，用于矫治后的保持，有利于咬合关系及牙位的稳定。该保持器体积较小，舒适美观、利于清洁，对牙周组织、发音影响小，制作简便，目前应用较为广泛。

负压压膜保持器制作工艺流程：

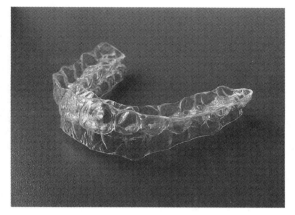

图8-5 负压压膜保持器

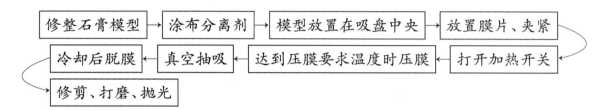

修整石膏模型 → 涂布分离剂 → 模型放置在吸盘中央 → 放置膜片、夹紧 → 打开加热开关 → 达到压膜要求温度时压膜 → 真空抽吸 → 冷却后脱膜 → 修剪、打磨、抛光

（二）固定保持器

固定保持器是用各种固定装置粘接在牙的表面来进行保持，效果稳定、可靠，避免了患者不合作因素的影响，适用于需长期或终生保持的患者。

1. 固定唇弓或舌弓保持器 根据保持的需要，在两侧第一恒磨牙带环上焊接与牙的唇面或舌面相接触的唇弓或舌弓（图8-6）。用于牙弓长度或宽度经矫治改变后的保持。也可在两侧尖牙上制作带环，然后焊接唇弓或舌弓。临床上，下颌尖牙之间的固定舌弓最常用。

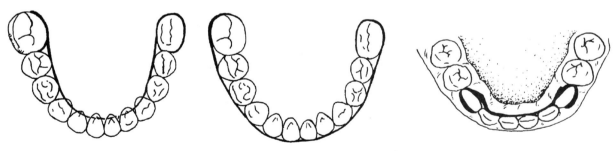

图8-6 固定舌弓和唇弓保持器

2. 粘固式前牙固定舌侧保持器 可用麻花丝，按两侧尖牙间前牙舌侧形态弯制弓丝，用直接粘接法将此弓丝粘接于所有前牙的舌侧靠近舌隆突处（图8-7）。麻花丝既可提高粘固材料的固位力，又能降低钢丝的刚性。此保持器可有效地防止个别前牙矫治后的复发。

3. 上颌中切牙间隙的固定舌侧保持器 用麻花丝弯制与上颌中切牙舌侧相贴合的

固位丝，粘固前用结扎丝环绕两中切牙的颈部结扎使其靠拢，然后将结扎丝经牙的邻接点，用复合树脂粘接，应注意粘接位置应位于舌隆突以上，以免影响咬合，形成𬌗干扰（图8-8），主要用于中切牙间隙矫治后的长期保持。

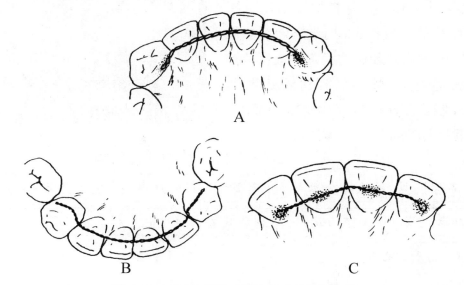

图 8-7 粘固式前牙固定舌侧保持器

A. 上颌尖牙间保持器 B. 下颌尖牙间保持器 C. 上颌切牙保持器

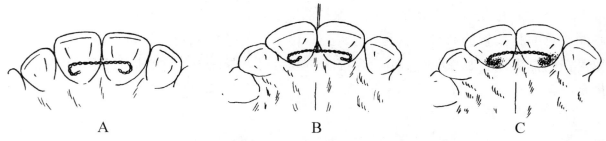

图 8-8 上颌中切牙间隙的固定舌侧保持器

A. 弯制麻花丝 B. 结扎固定 C. 粘固完成

（三）功能性保持器

对于生长发育期已经进行过功能矫形矫治的患者，为了充分保持已取得的疗效，并使肌功能平衡完全建立，或防止随着生长发育的进行而导致的错𬌗畸形复发，可以选用唇挡、前庭盾等进行功能性矫形治疗的矫治器作为功能性保持器。当治疗结束后，可将原功能性矫治器作适当的改动，作为保持器继续使用，直到生长发育期基本结束为止，同时配合肌功能训练、调𬌗等。Andreson 首先设计了可用于保持的功能性保持器，是由将上下牙弓连在一起的树脂基托整体及上下颌两个双曲唇弓组成（图8-9）。

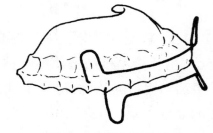

图 8-9 功能性保持器

三、保持期限

由于正畸治疗完成后复发趋势可能始终存在，所以，一般情况下正畸治疗完成后要求至少保持2年。保持的期限因患者的年龄、健康状况，错𬌗畸形的病因、类型、程度，矫治方法及矫治持续时间等多种因素的不同而有较大的差别。一般而言，成年患者，遗传性错𬌗、扭转牙等应适当延长保持期限；而患者年龄小、矫治时间短、错𬌗畸形轻等可适当缩短保持期限。

一般情况下，除某些需永久保持及一些需保持到生长停止的病例外，多数病例要求患者在最初6～12个月内，全天戴用保持器；此后6个月内，只每天晚上戴用；再后6个月，隔日晚上戴用，逐渐过渡到每3日戴用一次，再逐渐减为每周戴用一次，直到牙齿的位置完全稳定。

小结

矫治后的保持是正畸治疗中不可或缺的一个重要阶段，决定着错𬌗畸形矫治的成败，对保持问题的关注应该贯穿于整个正畸治疗的始终。保持分为自然保持和机械保持，机械保持所用的装置称为保持器。其中Hawley保持器和负压压膜保持器是目前临床最常用的保持器。

练习题

选择题

1. 自然保持指的是
   A. 利用机械力保持　　　　　　B. 利用磁力保持
   C. 利用自然力保持　　　　　　D. 利用正畸力保持
   E. 利用矫形力保持

2. 一般情况下，在矫治完成后多久需全天戴用保持器
   A. 最初的6～12个月　　　　　B. 最初的3年
   C. 最初的1个月　　　　　　　D. 矫治后第2年
   E. 终生戴用

3. 影响矫治后保持期限的因素是
   A. 患者的年龄、健康状况　　　B. 错𬌗畸形的病因、类型、程度
   C. 矫治持续时间　　　　　　　D. 矫治方法
   E. 以上都是

4. 目前最常用的活动保持器是
   A. 标准型Hawley保持器　　　B. 改良式Hawley保持器

    C. 牙齿正位器   D. 适用于保持的功能性保持器

    E. 颏兜

5. 应用机械性装置进行保持的方法称为

    A. 自然保持   B. 机械保持   C. 修复保持

    D. 模型保持   E. 功能保持

（安　旭）

参 考 文 献

1. 傅民魁. 口腔正畸学. 6 版. 北京：人民卫生出版社，2012

2. 杜维成. 口腔正畸工艺技术. 2 版. 北京：人民卫生出版社，2008

3. 左艳萍，杜礼安. 口腔正畸学. 3 版. 北京：人民卫生出版社，2015

4. 马绪臣. 口腔颌面医学影像诊断学. 6 版. 北京：人民卫生出版社，2012

5. 张志愿. 口腔颌面外科学. 7 版. 北京：人民卫生出版社，2012

6. 侯斐盈，何冰. 口腔正畸学. 2 版. 北京：科学出版社，2014

7. 王春梅. 口腔正畸工艺技术实用教程. 北京：清华大学出版社，2010

附录：实训指导

实训一：记存模型的制取与修整

【实训目的】

1. 掌握：记存模型的修整要求。

2. 熟练掌握：记存模型的制取技术；记存模型的修整技术。

【实训内容】

1. 教师讲解记存模型的修整要求；示教正畸记存模型的印模制取、石膏模型的灌注及记存模型的修整过程。

2. 指导学生独立完成正畸记存模型的制取与修整。

【实训准备】

1. 物品　一次性口腔检查器械盘、一次性乳胶手套、漱口杯、托盘、有色笔、玻璃板、印模材料、模型石膏等。

2. 器械　石膏模型修整机、橡皮碗、石膏调刀、雕刻刀等。

【实训学时】　2学时。

【实训方法与步骤】

1. 教师介绍本次实训的目的与要求，展示正畸记存模型，并讲解其制作要点和要求。

2. 教师示教正畸模型的印模制取、石膏模型的灌注及模型的修整过程。

（1）记存模型的制取与修整实训工艺流程

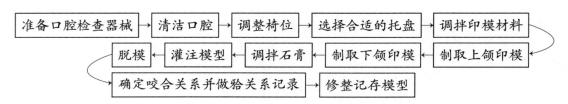

（2）记存模型的修整要在石膏模型干燥以后进行，常用的有两种方法：①模型修整器修整法；②成品橡皮托形成（模型底座）法。本实训课选用模型修整器修整法。

模型修整器修整法实训工艺流程：

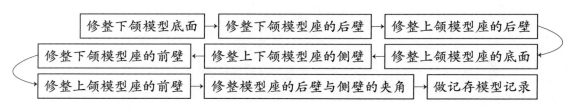

（3）记存模型的修整要求详见第四章第二节。

3．指导学生独立完成正畸记存模型的制取与修整。

4．教师总结实训课完成情况。

5．完成实训报告。

【实训评价】

实训评分标准

考核项目	项目总分	操作要求	评分等级和分值				实际得分
			A	B	C	D	
实训纪律工作态度	10	①自觉遵守实训课纪律，不迟到、不早退；②不做与实训内容无关的事；③提前做好实训课课前准备（教材、实训用品等）；④仪表、工装整洁干净；⑤实训操作严谨认真，虚心请教	10	7	4	3	
实训技能	80	熟悉实训流程	10	7	4	3	
		印模制取：①托盘选择正确；②椅位调整合适，操作者位于患者右前方或右后方；③印模材水粉比例恰当；④托盘斜行旋转入口，对准牙列，轻压就位，示指、中指放在两侧前磨牙区；⑤肌功能修整	20	14	8	7	
		模型灌注：①石膏粉水比例恰当；②厚度适宜；③无气泡；咬合关系记录正确	20	14	8	7	
		记存模型：①应准确、清晰；②模型的范围须包括牙、牙弓、基骨、腭穹隆、系带、移行皱襞等；③记存模型应整齐、美观，能正确反映患者的咬合关系和错𬌗情况；④标明患者姓名、性别、年龄，注明制取模型的日期和编号	30	21	12	9	
实训材料和实训器械的正确选择与应用	10	①正确选择与应用实训材料，无浪费现象；②正确使用器械，有支点	10	7	4	3	
总计	100						

（朴正国）

实训二：机械性活动矫治器常用固位装置的制作

【实训目的】

1．掌握：机械性活动矫治器常用固位装置的基本结构和功能。

2．熟练掌握：机械性活动矫治器常用固位装置的制作技术。

【实训内容】

1. 教师讲解机械性活动矫治器常用固位装置（单臂卡环、邻间钩、改良箭头卡环）的基本结构、功能及制作要点；示教机械性活动矫治器常用固位装置的制作过程。

2. 指导学生独立完成机械性活动矫治器常用固位装置的制作。

【实训准备】

1. 物品　上颌石膏模型、直径为0.7mm、0.8mm及0.9mm的不锈钢丝、机械性活动矫治器的示教模型、有色笔、毛笔、红蜡片、分离剂、火柴或打火机、酒精灯、长柄砂石针等。

2. 器械　微型电动打磨机、尖头钳、梯形钳、三喙钳、切断钳、蜡刀等。

【实训学时】　2学时。

【实训方法与步骤】

1. 教师介绍本次实训的目的与要求，展示机械性活动矫治器的示教模型，并讲解其基本结构、功能及制作要点。

2. 示教讲解机械性活动矫治器常用固位装置的制作过程。

机械性活动矫治器固位部分是位于支抗牙上防止矫治器脱位的装置，常用固位装置有：单臂卡环、邻间钩、改良箭头卡环、连续卡环。

（1）示教单臂卡环的制作

1）后牙用直径0.9mm的不锈钢丝，前牙用直径0.8mm的不锈钢丝。

2）模型准备：首先用雕刻刀在基牙近中邻间隙接触点稍下方刮除0.5mm的石膏，以增强单臂卡环的固位，再将第一磨牙的颊侧颈缘线修整清楚。

3）卡环臂的形成：截取一段长约5cm、直径为0.9mm的不锈钢丝，用尖头钳将钢丝弯成一与基牙颊面颈缘线形态一致的圆滑弧形，再在石膏模型上比对调整，使弧形大小适度，并与基牙密贴，最后卡环末端进入邻间隙并调磨圆钝。

4）连接体的形成：卡环臂形成后，将钢丝沿基牙颊外展隙转至𬌗外展隙，使钢丝与模型密贴，再转至舌外展隙，但不能进入舌侧倒凹区，最后用三喙钳使钢丝与舌侧黏膜均匀离开0.5mm的间隙，末端弯制成曲，以增强卡环与树脂基托的连接强度。

（2）示教邻间钩的制作：邻间钩又称颊钩，通常用于第一、第二前磨牙之间或前磨牙与磨牙之间，有时也可用于前牙之间，称为唇钩。

1）模型准备：用雕刻刀在第一、第二前磨牙的接触点稍下方刮除0.5mm的石膏，其目的是增强邻间钩的固位。

2）颊（唇）钩的形成：截取一段长约4cm、直径为0.7mm或0.8mm的不锈钢丝，用尖头钳夹住钢丝末端，弯成小于90°的钩，钩的长度大约为0.6~0.8mm，并将钩插入接触点稍下方近龈端，钩住邻接点，末端调磨圆钝。

3）连接体的形成：钩形成以后，用尖头钳将钢丝沿两牙的颊（唇）外展隙转至𬌗外展隙，注意此段钢丝应与石膏模型贴合，然后再由𬌗外展隙转至舌外展隙，但不能进入舌侧倒凹区，最后用三喙钳将其转至舌侧组织面，均匀离开黏膜0.5mm，末端弯制成曲，形成连接体，以增强其与树脂基托的连接强度。

（3）示教改良箭头卡环的制作：改良箭头卡环常用于磨牙上，也可用于前磨牙、尖牙以及切牙上，在切牙上一般可设计为双牙箭头卡环。

1）模型准备：用雕刻刀在基牙颊面近远中两邻间隙接触点稍下方的龈乳头处，轻轻刮除深约

0.5mm 的石膏，以加强卡环的固位。

2）卡环桥部的形成：截取一段长约 8cm、直径为 0.8mm 的不锈钢丝，将钢丝置于基牙颊面比对，在钢丝中点用有色笔做一标记，使此标记与基牙颊面中点相一致，于钢丝稍小于颊面近远中宽度的位置，再用有色笔做标记，然后用梯形钳在标记处将钢丝两端向同一方向弯折，使内角略小于 90°，形成卡环桥部，使之与基牙殆面平行，并且位于基牙颊面的殆、中 1/3 交界处，离开基牙颊面约 1mm，此时的钢丝两游离端相互交叉。

3）箭头的形成：桥部形成之后，用有色笔在钢丝上距离两内角顶端约 2～3mm 的位置做标记，用尖头钳夹住该标记向相反方向弯折 180°，形成两箭头，再用尖头钳夹住箭头平面，向基牙颊侧近远中邻间隙弯折，使箭头分别与基牙长轴和卡环桥部成 45°。应注意：两箭头要与基牙颊面近远中轴角处的牙面贴合紧密，有利于固位。

4）连接体的形成：两箭头形成后，用尖头钳将钢丝两游离端沿基牙近远中转至殆外展隙，此段钢丝应与石膏模型贴合，再将钢丝沿殆外展隙转至舌外展隙，但勿进入舌侧倒凹区，最后用三喙钳将其弯至舌侧组织面，均匀离开黏膜 0.5mm，末端弯制成曲，以增强其与树脂基托的连接强度。

3. 指导学生独立完成机械性活动矫治器常用固位装置的制作。

4. 教师总结实训课完成情况。

5. 完成实训报告。

【实训评价】

实训评分标准

考核项目	项目总分	操作要求	评分等级和分值				实际得分
			A	B	C	D	
实训纪律工作态度	10	①自觉遵守实训课纪律，不迟到、不早退；②不做与实训内容无关的事；③提前做好实训课课前准备（教材、实训用品等）；④仪表、工装整洁干净；⑤实训操作严谨认真，虚心请教	10	7	4	3	
实训技能	80	熟悉实训流程	10	7	4	3	
		单臂卡：①卡环臂圆滑弧形，与基牙颊面颈缘线形态一致，与基牙密贴，卡环末端进入邻间隙并调磨圆钝；②卡环臂沿基牙颊外展隙转至殆外展隙，使钢丝与模型密贴；③转至舌外展隙，均匀离开舌侧黏膜 0.5mm，末端弯制成曲，形成连接体	20	14	8	7	
		邻间钩：①钩小于 90°，长度大约为 0.6～0.8mm，钩住邻接点，末端调磨圆钝；②钢丝沿两牙的颊（唇）外展隙转至殆外展隙，应与石膏模型贴合；③由殆外展隙转至舌外展隙，均匀离开舌侧组织面黏膜 0.5mm，末端弯制成曲	20	14	8	7	

续表

考核项目	项目总分	操作要求	评分等级和分值				实际得分
			A	B	C	D	
实训技能	80	改良箭头卡环：①卡环桥部稍小于颊面近远中宽度，内角略小于90°，与基牙殆面平行，位于基牙颊面的殆、中1/3交界处，离开基牙颊面约1mm；②两箭头分别与基牙长轴和卡环桥部成45°，与基牙颊面近远中轴角处的牙面贴合紧密；③两箭头沿基牙近远中颊外展隙转至殆外展隙，应与石膏模型贴合，转至舌外展隙，均匀离开黏膜0.5mm，末端弯制成曲，形成连接体	30	21	12	9	
实训材料和实训器械的正确选择与应用	10	①正确选择与应用实训材料，无浪费现象；②正确使用器械，有支点	10	7	4	3	
总计	100						

（马玉革）

实训三：机械性活动矫治器常用功能装置的制作

【实训目的】

1．掌握：机械性活动矫治器常用功能装置的基本结构和功能。

2．熟练掌握：机械性活动矫治器常用功能装置的制作技术。

【实训内容】

1．教师讲解机械性活动矫治器常用功能装置的基本结构、功能及制作要点；示教双曲唇弓、双曲舌簧、分裂簧和圈簧的制作过程。

2．指导学生独立完成双曲唇弓、双曲舌簧、分裂簧和圈簧的制作。

【实训准备】

1．物品　上颌石膏模型、直径为0.5～0.9mm的不锈钢丝、有色笔、长柄砂石针等。

2．器械　梯形钳、尖头钳、三喙钳、日月钳、钢丝切断钳、微型电动打磨机等。

【实训学时】　6学时。

【实训方法与步骤】

1．教师介绍本次实训的目的与要求，展示机械性活动矫治器常用功能装置的示教模型，并讲解其基本结构及功能（详见第六章第二节）。

2．示教机械性活动矫治器常用功能装置的制作过程。

（1）示教双曲唇弓的制作

实训流程如下：

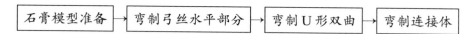

1）弯制弓丝水平部分：取直径为 0.8mm（或 0.9mm）的不锈钢丝约 13cm。用手将钢丝弯成与前牙区牙弓弧度基本一致的圆滑弧形，不能有锐角，并与前牙唇面均匀接触。然后将其置于石膏模型前牙唇面颈 1/3 与中 1/3 交界处比对，在对准模型中线及两侧尖牙唇面近中 1/3 与中 1/3 交界处用有色笔做标记。

2）弯制 U 形双曲：弓丝水平部分形成后，用梯形钳在两侧尖牙唇面近中 1/3 与中 1/3 交界处的标记点处，将钢丝两端弯向龈方，与弓丝水平部分形成 90° 并离开模型约 0.5mm。再将钢丝置于模型上比对，在距龈缘上方 3～4mm 处做一标记，用日月钳或梯形钳在此标记处形成 U 形顶部，再转向切方，形成双侧的 U 形直曲。

3）弯制连接体：双曲完成后，用日月钳或三喙钳将钢丝两端沿尖牙与第一前磨牙之间，转至殆外展隙，再转向舌腭侧，形成连接体，末端弯制成小圈。

（2）示教双曲舌簧的制作

实训流程如下：

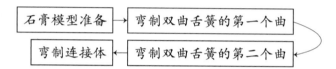

1）弯制双曲舌簧的第一个曲：取直径为 0.6mm（或 0.5mm）的不锈钢丝约 4cm，将钢丝一端置于 11 舌侧颈缘比对，用有色笔在其近远中径的宽度处做标记，再用梯形钳或尖头钳夹住钢丝的末端形成第一个曲，使游离端置于近中，曲的宽度略窄于 11 舌侧近远中径（约 1.0mm），双曲应与错位牙 11 舌侧颈缘外形保持一致。

2）弯制双曲舌簧的第二个曲：第一个曲形成后，用梯形钳或尖头钳夹住第一个曲近中，回转弯制第二个曲，双曲应彼此平行，且在同一平面上，用钳夹持双曲平面使其与 11 的牙体长轴垂直。

3）弯制连接体：双曲平面形成后，用尖头钳在双曲平面中央夹住该平面，将钢丝末端向下弯折，形成与双曲平面约成 90° 的连接体，末端弯制成小圈。

应用同法弯制 12、21、22 的双曲舌簧。

（3）示教分裂簧的制作：分裂簧（扩弓簧或菱形簧）由口、体、底三部分组成；菱形尖端为底，近似于锐角，与其相对的开口处为口，而介于口和底之间的钝角则为体。

实训流程如下：

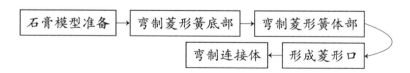

1）弯制菱形簧底部：取直径为 0.9mm 或 0.8mm 的不锈钢丝约 10cm，先在钢丝中点处用有色笔做一标记，再用日月钳或梯形钳夹住此标记，弯制形成小于 90° 的圆钝的三角形尖端。

2）弯制菱形簧体部：根据模型大小在两侧钢丝对称处分别用有色笔做标记，再用日月钳分别在此标记处向内弯折，形成大于 90° 的钝角，此时钢丝两端相互交叉。通常体部长约 10～20mm，钢丝两端距尖端约 7mm，体部左右宽约 6～8mm。

3）菱形口的形成：菱形簧体部形成后，用日月钳于钢丝两端交叉处向外弯折，形成宽 1～2mm 的菱形开口，开口对准腭中缝。

4）弯制连接体：簧口形成后，用日月钳或三喙钳将钢丝沿腭皱襞弯折，在尖牙与第一前磨牙之间转弯，末端弯成小圈，形成连接体。

（4）示教圈簧的制作：圈簧由三部分组成，即弹簧臂、圈、连接体。

实训流程如下：

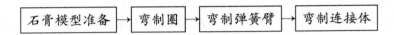

1）弯制圈：取直径为 0.6mm 的不锈钢丝约 5cm，用梯形钳夹住钢丝中央，将钢丝两端反方向作 180° 的扭转，弯制成曲别针样的，直径 2～3mm 的小圈，也可根据需要弯制成两个重合的小圈。

2）弯制弹簧臂：圈形成后，根据矫治的不同需要，将不锈钢丝游离端弯制成一定形状的弹簧臂，以适应不同位置的安放。

3）弯制连接体：弹簧臂形成后，用梯形钳将不锈钢丝另一端沿腭侧组织形成连接体，均匀离开黏膜约 0.5mm。

3．学生按照示教步骤，独立完成各功能装置的制作。

4．教师总结实训课完成情况。

5．完成实训报告。

【实训评价】

实训评分标准

考核项目	项目总分	操作要求	评分等级和分值				实际得分
			A	B	C	D	
遵守纪律、工作态度	10	①自觉遵守实训课纪律，不迟到、不早退，不做与实训内容无关的事；②提前做好实训课课前准备（教材、实训用品等）；③仪表、工装整洁干净；④实训操作严谨认真，虚心请教	10	7	4	3	
实训技能	80	熟悉实训流程	10	7	4	3	
		双曲唇弓的弯制：①弓丝水平部分是与前牙区牙弓弧度基本一致的圆滑弧形，位于颈 1/3 与中 1/3 交界处与前牙唇面均匀接触；②U 形双曲平行、对称、圆钝，宽度为尖牙唇面近远中宽度的 1/2～2/3，顶端在龈缘上 3～4mm；③连接体均匀离开黏膜约 0.5mm	20	14	8	7	

续表

考核项目	项目总分	操作要求	评分等级和分值				实际得分
			A	B	C	D	
实训技能	80	双曲舌簧的弯制：①双曲与错位牙舌侧颈缘外形保持一致，稍窄于错位牙的近远中径，游离端置于近中；②双曲应彼此平行，在同一平面上，且与错位牙的牙体长轴垂直；③双曲的弧度要圆钝，切忌弯成锐角；④连接体与双曲平面约成90°	20	14	8	7	
		分裂簧的弯制：①分裂簧菱形尖端角度圆钝；②菱形开口1～2mm且对准腭中缝，大小适中；③各部分均匀离开黏膜1～2mm，簧距离基托3～4mm的间隙，埋入基托内的连接体大约为连接体总长度的2/3；④通常分裂簧体部长约10～20mm，钢丝两端距尖端约7mm，体部左右宽约6～8mm	20	14	8	7	
		圈簧的弯制：①弯制成曲别针样的小圈，直径为2～3mm；②连接体均匀离开黏膜约0.5mm；③圈簧外形协调，大小适中	10	7	4	3	
实训材料和实训器械的正确选择与应用	10	正确选择与应用实训材料，无浪费现象；正确使用器械，有支点	10	7	4	3	
总计	100						

（马晓丽）

实训四：机械性活动矫治器基托及解剖式𬌗垫的制作

【实训目的】

熟练掌握：机械性活动矫治器基托及解剖式𬌗垫的制作技术。

【实训内容】

1. 教师示教机械性活动矫治器基托及解剖式𬌗垫的制作过程。

2. 指导学生独立完成机械性活动矫治器基托以及解剖式𬌗垫的制作。

【实训准备】

1. 物品　前牙反𬌗石膏模型、自凝树脂（自凝牙托粉、自凝牙托水）、调杯、分离剂、红蜡片、简单𬌗架、雕刻刀、蜡刀、橡皮碗、石膏调刀、酒精灯、有色笔等。

2. 器械　微型电动打磨机、技工打磨机、长柄砂石针等。

【实训学时】 2学时。

【实训方法与步骤】

1．教师介绍本次实训的目的与要求，展示机械性活动矫治器基托及解剖式𬌗垫的示教模型，并讲解其基本结构及功能。

2．示教机械性活动矫治器基托及解剖式𬌗垫的制作过程。

（1）示教活动矫治器基托的制作

1）确定𬌗关系，上𬌗架：先在上颌石膏模型上用有色笔标出基托的伸展范围，且均匀涂一层分离剂，以免树脂与模型石膏黏合，再将石膏模型浸入水中片刻，取出并按照上下颌咬合关系对好，固定于简单𬌗架上备用。

2）树脂基托的制作：在调杯中放入适量自凝牙托粉，再将自凝牙托水逐滴加入，使粉完全浸润，直至水粉比例合适，调和均匀后加盖密闭，以防牙托水挥发。到达稀糊末期时，在上颌石膏模型上已画出的基托范围内，用蜡刀蘸单体将树脂涂塑好。基托厚薄均匀，约为2mm，边界清晰，与黏膜接触的组织面不应有气泡。

（2）示教上颌解剖式𬌗垫的制作

1）制作蜡𬌗记录：将红蜡片烤软后折叠，铺压在上颌石膏模型后牙区𬌗面上，然后将𬌗架关闭，模拟牙尖交错𬌗，以打开前牙锁结关系为标准，重新调节、固定固位螺丝，确保颌间距离不会改变，以备使用。

2）制作解剖式𬌗垫：打开𬌗架，去除蜡𬌗记录，并在上颌石膏模型后牙的𬌗面上涂分离剂，以利于𬌗垫的取戴。在调杯中放入适量的自凝牙托粉，再逐滴加入适量自凝牙托水，调匀后加盖，待面团期时，用蜡刀取出树脂置于后牙𬌗面上，蘸单体轻轻加压，且同基托连为一体，再将𬌗架关闭，上下颌牙进行咬合，在可塑期内修去多余树脂，完成整个外形的修整。

3）打磨、抛光：树脂硬固后，将基托连同𬌗垫从石膏模型上取下，打磨、抛光，制作完成。

3．指导学生独立完成机械性活动矫治器基托及解剖式𬌗垫的制作。

4．教师总结实训课完成情况。

5．完成实训报告。

【实训评价】

实训评分标准

考核项目	项目总分	操作要求	评分等级和分值				实际得分
			A	B	C	D	
遵守纪律	10	自觉遵守实训课纪律，不做与实训内容无关的事，课堂纪律严肃、不迟到、不早退	10	7	4	3	
工作态度	10	提前做好实训课课前准备（教材、实训用品等）。仪表、工装整洁干净、实训操作严谨认真，虚心请教	10	7	4	3	

续表

考核项目	项目总分	操作要求	评分等级和分值				实际得分
			A	B	C	D	
实训技能	60	熟悉实训流程	10	7	4	3	
		基托的制作：①有色笔标出基托的伸展范围，涂分离剂；②石膏模型浸水，上𬌗架；③树脂基托厚薄均匀，约为2mm，边界清晰	20	14	8	7	
		上颌解剖式𬌗垫的制作：①制作蜡𬌗记录；②制作解剖式𬌗垫；③打磨、抛光	30	21	12	9	
实训材料的正确选择与应用	10	正确选择与应用实训材料，无浪费现象	10	7	4	3	
实训器械的正确选择与使用	10	正确使用器械，有支点	10	7	4	3	
总计	100						

实训五：肌激动器的制作

【实训目的】

1. 掌握：肌激动器的结构及其临床应用。

2. 学会：肌激动器的制作技术。

【实训内容】

1. 教师示教肌激动器的制作，并讲解其功能。

2. 指导学生独立完成肌激动器的制作。

【实训准备】

1. 物品　日月钳、梯形钳、粗丝切断钳、蜡刀、石膏调刀、橡皮碗、调杯、酒精灯、红蓝铅笔、安氏Ⅱ类1分类错𬌗（前牙深覆盖）的全牙列石膏模型、简易𬌗架、0.9mm（或1.0mm）的不锈钢丝、模型石膏、红蜡片、自凝牙托粉、自凝牙托水等。

2. 器械　微型电动打磨机、技工打磨机、砂石针、磨头等。

【实训学时】　2学时。

【实训方法与步骤】

1. 教师介绍本次实训的目的与要求，展示肌激动器示教模型，并讲解其基本结构及功能。

2. 示教肌激动器的的制作过程

（1）确定蜡𬌗关系、上𬌗架、固定石膏模型

1）确定蜡𬌗记录　模拟患者咬合，用烤软蜡片制取安氏Ⅱ类1分类错𬌗石膏模型在下颌前移时重建的咬合关系（安氏Ⅲ类错𬌗在下颌后退时重建咬合）。下颌前移的目标是使Ⅱ类磨牙关系变为Ⅰ类磨牙关系。首先将下颌前移至牙尖交错位，一般前移约5mm；咬合打开的数量超出息止𬌗间隙，一

般在磨牙区分开约 4mm。

2）将安氏Ⅱ类1分类错𬌗（前牙深覆盖）石膏模型用水浸透。

3）将已浸过水的石膏模型按照上下颌蜡𬌗记录的咬合关系对好，调和石膏，固定模型于简易𬌗架上。

4）调整简易𬌗架、固定固位螺丝，去除蜡𬌗记录。

（2）弯制诱导丝：上颌诱导丝位于上颌前牙的唇面，从上颌尖牙远中越过𬌗面，并且不能影响上下颌牙齿的𬌗向萌出。唇弓的 U 形双曲一般与牙体长轴方向一致，弯制成直曲，双曲的宽度一般为尖牙唇面近远中宽度的 1/2～1/3，其高度在 U 形曲顶部距黏膜转折约 2～3mm 处。下颌诱导丝位于下颌前牙唇面，主要用于矫治安氏Ⅲ类错𬌗。

（3）基托的形成：先在模型上用铅笔画出基托的范围，包括上下颌及全部牙齿的𬌗面部分。将弯制好的钢丝固定在模型上，不需要用自凝树脂包埋的部分用蜡覆盖。上下颌基托均在舌侧而不进入颊侧，上颌基托后缘成马蹄形，下颌覆盖舌侧黏膜，按画出的范围逐步将自凝树脂分别涂塑形成上下颌基托，再将模型放回𬌗架上，在上下颌基托之间用自凝树脂形成𬌗间部分，上下颌连成整体。待树脂硬化后，取下打磨抛光，完成矫治器的制作。与牙齿有接触的部分，按照诱导面的要求，在椅旁修整。

（4）诱导面的形成和作用：根据临床矫治错𬌗畸形的要求而制作成不同的形式：①要使上颌前磨牙及磨牙向远中移动，应将与上颌后牙舌面远中部分接触的基托磨除，只保留与牙齿舌面近中部分接触的基托；②为使下颌后牙向垂直方向萌出，以解除深覆𬌗，通常磨改下颌后牙𬌗面的基托；③要使上颌前牙腭向移动，则应磨改上颌前牙腭侧基托。唇弓与上颌切牙相接触，下颌切牙为树脂帽包压，这样可使上颌切牙腭向移动，防止下颌切牙唇倾。如需要下颌前牙唇向移动，则下颌切牙树脂帽的诱导面应磨平，以解除对下颌切牙的包压。

3．指导学生独立完成肌激动器的制作。

4．教师总结实训课完成情况。

5．完成实训报告。

【实训评价】

实训评分标准

考核项目	项目总分	操作要求	评分等级和分值				实际得分
			A	B	C	D	
遵守纪律	10	自觉遵守实训课纪律，不做与实训内容无关的事，课堂纪律严肃、不迟到、不早退	10	7	4	3	
工作态度	10	提前做好实训课课前准备（教材、实训用品等）。仪表、工装整洁干净、实训操作严谨认真，虚心请教	10	7	4	3	
实训技能	60	熟悉实训流程	10	7	4	3	
		确定蜡𬌗关系、上𬌗架、固定石膏模型	10	7	4	3	

续表

考核项目	项目总分	操作要求	评分等级和分值				实际得分
			A	B	C	D	
实训技能	60	诱导丝弯制：①上颌诱导丝位于上颌前牙唇面，从上颌尖牙远中越过𬌗面；②唇弓的U形双曲与牙体长轴方向一致；③双曲的宽度一般为尖牙唇面近远中宽度的1/2～1/3；④其高度在U形曲顶部距黏膜转折约2～3mm处	20	14	8	7	
		基托的形成：①上颌覆盖整个上腭部；②下颌覆盖舌侧黏膜；③上下颌连成为整体；④树脂硬固后，打磨抛光	10	7	4	3	
		诱导面的形成：根据临床矫治错𬌗的要求而制作成不同的形式	10	7	4	3	
实训材料的正确选择与应用	10	正确选择与应用实训材料，无浪费现象	10	7	4	3	
实训器械的正确选择与使用	10	正确使用器械，有支点	10	7	4	3	
总计	100						

（胡景团）

实训六：上颌双侧后牙𬌗垫式矫治器的制作

【实训目的】

1. 掌握：上颌双侧后牙𬌗垫式矫治器的主要功能。

2. 熟练掌握：上颌双侧后牙𬌗垫式矫治器的制作方法。

【实训内容】

1. 教师讲解上颌双侧后牙𬌗垫式矫治器的基本结构和功能；示教上颌双侧后牙𬌗垫式矫治器的制作过程。

2. 指导学生独立完成上颌双侧后牙𬌗垫式矫治器的制作。

【实训准备】

1. 物品　前牙反𬌗石膏模型、直径为0.5mm（或0.6mm）、0.9mm的不锈钢丝、有色笔、毛笔、分离剂、模型石膏、化学固化型树脂（自凝牙托粉、自凝牙托水）、红蜡片、火柴或打火机、长柄砂石针、石膏调刀、橡皮碗等。

2. 器械　尖头钳、梯形钳、日月钳、卡断钳、蜡刀、微型电动打磨机、简单𬌗架等。

【实训学时】　2学时。

【实训方法与步骤】

1．教师介绍本次实训的目的与要求，展示上颌双侧后牙𬌗垫式矫治器示教模型，并讲解其基本结构和功能（详见第八章第二节）。

2．示教上颌双侧后牙𬌗垫式矫治器的制作过程。

上颌双侧后牙𬌗垫式矫治器的制作实训工艺流程：

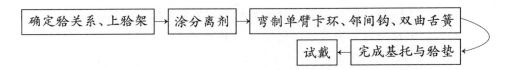

（1）确定𬌗关系、上𬌗架：首先将前牙反𬌗的上下颌石膏模型按照其咬合关系对好，再用水浸湿模型，调好石膏固定于简单𬌗架上，升高咬合，其高度以脱离前牙锁结关系为标准，使上、下前牙间大约留有1～2mm的间隙。

（2）涂分离剂：用有色笔在石膏模型上标出基托的伸展范围，并且在双侧后牙𬌗面及基托范围内均匀涂抹一层分离剂。

（3）在上颌模型上弯制单臂卡环、邻间钩、双曲舌簧。

1）单臂卡环的弯制：截取一段长约5cm、直径为0.9mm的不锈钢丝，在双侧上颌第一恒磨牙上弯制单臂卡环，卡环的游离端朝向近中，末端调磨圆钝。

2）邻间钩的弯制：截取一段长约4cm、直径为0.9mm的不锈钢丝，在双侧上颌第一、第二前磨牙之间弯制邻间钩，末端调磨圆钝。

3）双曲舌簧的弯制：截取一段长约3.5cm、直径为0.6mm的不锈钢丝，于反𬌗牙的舌面弯制双曲舌簧，应注意舌簧的双曲平面应垂直于被矫治牙的牙长轴。

4）用蜡将弯制好的单臂卡环、邻间钩、双曲舌簧在上颌模型的相应位置固定好。

（4）基托与𬌗垫的完成

1）基托与𬌗垫的涂塑：取适量自凝牙托粉于清洁干燥的调杯内，缓缓加入自凝牙托水调拌均匀，待稀糊期时，开始涂塑基托部分，将单臂卡环、邻间钩以及双曲舌簧的连接体均包埋于基托内，将基托涂抹光滑。待面团期时，取适量树脂置于上颌双侧后牙𬌗面上轻轻加压，涂塑形成𬌗垫雏形，其厚度以解除前牙锁结关系后再升高1～2mm为宜。于树脂尚未硬固之前，将树脂𬌗垫与平面板轻轻接触，再将𬌗架关闭，用雕刻刀仔细修除多余树脂，再用蜡刀蘸用单体将其涂抹成光滑平面，并且使此平面与𬌗平面保持一致，最后将𬌗垫与基托连接成一整体。修整完毕后，待树脂未完全硬固达橡胶期时，将矫治器从石膏模型上取下，完全硬固后打磨。

2）打磨抛光：树脂调拌至橡胶期时，将矫治器从模型上取下，待完全硬固后，先粗磨基托边缘及厚薄，再将基托及𬌗垫进行细磨，之后再用细砂纸卷打磨基托及𬌗垫磨光面，最后用湿布轮或毛刷等蘸抛光粉糊剂仔细磨光，注意打磨过程当中，有时产热会导致基托变形，因此应边浸水冷却边打磨。

（5）试戴：将矫治器置于模型上试戴，关闭𬌗架，进一步检查调整。

3．指导学生独立完成上颌双侧后牙𬌗垫式矫治器的制作。

4．教师总结实训课完成情况。

5．完成实训报告。

【实训评价】

实训评分标准

考核项目	项目总分	操作要求	A	B	C	D	实际得分
实训纪律工作态度	10	①自觉遵守实训课纪律，不迟到、不早退；②不做与实训内容无关的事；③提前做好实训课课前准备（教材、实训用品等）；④仪表、工装整洁干净；⑤实训操作严谨认真，虚心请教	10	7	4	3	
实训技能	80	熟悉实训流程	10	7	4	3	
		确定骀关系、上骀架：①模型浸水；②调节骀架螺丝；③模型应位于骀架中心，下颌模型平面与地面平行；④骀架高度以脱离前牙锁结关系为标准，使上、下前牙间大约留有1～2mm的间隙	20	14	8	7	
		单臂卡环的弯制：评分标准详见实训二 邻间钩的弯制：评分标准详见实训二 双曲舌簧的弯制：评分标准详见实训二	30	21	12	9	
		基托与骀垫的形成：①基托范围，将单臂卡环、邻间钩以及双曲舌簧的连接体均包埋于基托内；②基托组织面与黏膜密贴，厚薄均匀，表面光滑，边缘圆钝、清楚。③骀垫的厚度以解除前牙锁结关系后再升高1～2mm为宜	20	14	8	7	
实训材料和实训器械的正确选择与应用	10	正确选择与应用实训材料，无浪费现象；正确使用器械，有支点	10	7	4	3	
总计	100						

（朴正国）

实训七：上颌平面导板矫治器的制作

【实训目的】

1. 掌握：上颌平面导板矫治器的临床应用。

2. 熟练掌握：上颌平面导板矫治器的制作工艺。

【实训内容】

1. 教师讲解上颌平面导板矫治器的基本结构及功能；示教上颌平面导板矫治器的制作过程。

2. 指导学生独立完成上颌平面导板矫治器的制作。

【实训准备】

1. 物品　前牙深覆𬌗的全牙列石膏模型、直径为 0.7mm 的不锈钢丝、模型石膏、红蜡片、化学固化型树脂（自凝牙托粉、自凝牙托水）、长柄砂石针、酒精灯、有色笔、调杯、石膏调刀、橡皮碗等。

2. 器械　日月钳、梯形钳、三喙钳、切断钳、蜡刀、微型电动打磨机、简单𬌗架等。

【实训学时】　2 学时。

【实训方法与步骤】

1. 教师介绍本次实训的目的与要求，展示上颌平面导板矫治器示教模型，并讲解其基本结构及功能（详见第六章第三节）。

2. 示教上颌平面导板矫治器的制作过程。

上颌平面导板矫治器制作工艺流程：

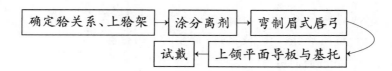

（1）确定𬌗关系、上𬌗架：首先将深覆𬌗的上下颌石膏模型按照其咬合关系对好，再用水浸湿模型，调好石膏固定于简单𬌗架上。

（2）涂分离剂：在上颌模型腭侧用有色笔标画出基托的伸展范围，并且均匀涂上一层分离剂。

（3）在上颌模型弯制眉式唇弓

1）水平弓丝部分的形成：截取一段长约 5cm、直径为 0.7mm 的不锈钢丝，其弯制方法要求同实训三的双曲唇弓。

2）眉式唇弓的形成：水平弓丝部分完成后，将钢丝置于前牙唇面中颈 1/3 交界处，中点与模型中线吻合，用有色笔在两侧尖牙唇面远中 1/3 处做标记，然后用日月钳夹住此标记，将钢丝向前庭沟方向弯折约 45°，模拟第一前磨牙颈缘形态，弯成一圆滑的弧形，弧形均匀离开黏膜约 0.5mm，且距离第一前磨牙的龈缘约 3mm。再用有色笔于钢丝上第一前磨牙远中的位置做标记，用梯形钳夹住该标记回转，沿着第一前磨牙颈缘成形。注意：钢丝转折处不应有锐角形成，且形成的弧形应与基牙密贴，此时，双曲的形状为"眉"形。

3）连接体的形成：眉式唇弓形成后，经过两侧尖牙和第一前磨牙之间，形成连接体。

4）用蜡在上颌模型的相应位置固定眉式唇弓。

（4）上颌平面导板与基托的形成

1）取适量自凝牙托粉于调杯中，滴入适量自凝牙托水，使粉完全浸润，调拌均匀，至稀糊期时，用蜡刀取适量树脂涂塑于基托范围内，并在前牙腭侧黏膜区域形成一半月形的平面板，其前后径宽度约为 7～8mm，左右达两侧尖牙之远中，使该平面板与𬌗平面平行，然后关闭𬌗架进行咬合，使下颌前牙咬在平面板上，至上下颌后牙𬌗面之间打开 1.5～2.0mm 的间隙。此时重新调整固定𬌗架固位螺丝，再将𬌗架打开，用蜡刀蘸用单体涂塑平面板与基托，使之厚薄均匀，表面光滑，修整龈缘位于牙齿的非倒凹区，基托边缘清楚。

2）打磨抛光：树脂到达橡胶期时，将矫治器从模型上取下，待树脂完全硬固后，按照程序打磨、抛光，制作完成。

（5）试戴：将矫治器置于模型上试戴，关闭𬌗架，进一步检查调整。

3．指导学生独立完成上颌平面导板矫治器的制作。

4．教师总结实训课完成情况。

5．完成实训报告

【实训评价】

实训评分标准

考核项目	项目总分	操作要求	评分等级和分值				实际得分
			A	B	C	D	
实训纪律工作态度	10	①自觉遵守实训课纪律，不迟到、不早退；②不做与实训内容无关的事；③提前做好实训课课前准备（教材、实训用品等）；④仪表、工装整洁干净；⑤实训操作严谨认真，虚心请教	10	7	4	3	
实训技能	80	熟悉实训流程	10	7	4	3	
		确定𬌗关系、上𬌗架	20	14	8	7	
		眉式唇弓：①水平弓丝位于切牙唇面的中颈1/3处，弓丝弧度与前牙弓弧度一致；②眉式双曲形状为"眉"形，呈圆滑的弧形，应与基牙密贴，弧形均匀离开黏膜约0.5mm，且距离第一前磨牙的龈缘约3mm，钢丝转折处应圆钝；③连接体：于两侧尖牙和第一前磨牙之间，形成连接体	30	21	12	9	
		上颌平面导板与基托：①前牙腭侧黏膜半月形的平面板，其前后径宽度约为7～8mm，左右达两侧尖牙之远中；②平面板与𬌗平面平行，下前牙咬在平面板上，上下后牙𬌗面之间打开1.5～2.0mm的间隙；③基托组织面与黏膜密贴，厚薄均匀，表面光滑，龈缘位于牙的非倒凹区，边缘圆钝、清楚	20	14	8	7	
实训材料和实训器械的正确选择与应用	10	①正确选择与应用实训材料，无浪费现象；②正确使用器械，有支点	10	7	4	3	
总计	100						

（马玉革）

实训八：丝圈式缺隙保持器的制作

【实训目的】

1. 掌握：丝圈式缺隙保持器的基本结构和功能。

2. 熟练掌握：丝圈式缺隙保持器的制作技术。

【实训内容】

1. 教师讲解和示教丝圈式缺隙保持器的制作过程。

2. 学生按照示教步骤，独立完成丝圈式缺隙保持器的制作。

【实训准备】

1. 物品　上颌石膏模型、直径为 0.8mm 的不锈钢丝、长柄砂石针、熔媒、白合金焊、蜡片、中熔包埋材料、清扫水、抛光绿粉等。

2. 器械　雕刻刀、尖头钳、切断钳、酒精灯、技工打磨机、微型电动打磨机等。

【实训学时】　2 学时。

【实训方法与步骤】

1. 教师介绍本次实训的目的与要求，展示丝圈式缺隙保持器示教模型。

2. 示教丝圈式缺隙保持器的制作过程。

实训流程如下：

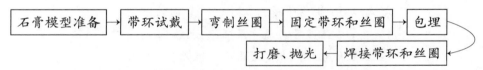

（1）石膏模型准备：用雕刻刀刻除上颌石膏模型上 25 的牙冠，应注意勿伤及邻牙，并模拟天然牙缺失后的牙槽嵴形态，将缺隙修整好。

（2）带环的试戴：选用合适的成品带环，安放在 26 牙冠上试戴，可做适当调改。

（3）丝圈的制作：截取一段长约 5cm，直径为 0.8mm 的不锈钢丝，置于带环近中面比对，游离端位于颊侧，再用尖头钳夹住钢丝游离端，由颊侧向舌侧逐步成形，使之与带环近中面形态保持一致。然后将钢丝沿舌侧牙槽嵴顺缺隙方向弯至邻牙 24，形态为 U 形。应注意：丝圈均匀离开黏膜约 1～2mm 的间隙，切忌与黏膜接触，否则会妨碍牙槽嵴的发育。再将钢丝沿 24 舌侧向颊侧弯折，贴着 24 远中面并与其保持形态一致和良好的邻接关系。最后，将钢丝顺着缺隙颊侧牙槽嵴向带环的近中面弯折，直达钢丝另一端，且与之相接触，截断剩余钢丝，丝圈的制作完成。

（4）在带环上焊接丝圈的操作方法

1）在带环近中面滴入适量的蜡，将丝圈和带环固定在一起。

2）非焊接区用中熔包埋材料包埋，充分暴露将要准备焊接的部分。

3）在焊接区涂适量熔煤，加热至樱红色，放上适量的白合金焊加热使其熔化，焊接牢固。

4）去除包埋材料，取下该保持器，用清扫水清扫，然后打磨、抛光，制作完成。

3. 指导学生根据示教操作步骤，独立完成丝圈式缺隙保持器的制作。

4. 教师总结实训课完成情况。

5. 完成实训报告。

【实训评价】

实训评分标准

考核项目	项目总分	操作要求	评分等级和分值				实际得分
			A	B	C	D	
实训纪律	10	自觉遵守实训课纪律，不做与实训内容无关的事，课堂纪律严肃、不迟到、不早退	10	7	4	3	
工作态度	10	提前做好实训课课前准备（教材、实训用品等），仪表、工装整洁干净、实训操作严谨认真，虚心请教	10	7	4	3	
实训技能	60	熟悉实训流程	10	7	4	3	
		①钢丝曲水平部位于缺失牙之邻牙颈部最低点连线的稍下方；②钢丝曲的颊舌侧相互平行；③钢丝曲的顶端略呈一凹形，与缺失牙邻牙的邻面外形相适应；④离开牙槽嵴顶1~2mm	30	21	12	10	
		①包埋；②焊接良好，无脱焊现象；③打磨，抛光良好	20	14	8	7	
实训材料的正确选择与应用	10	正确选择与应用实训材料，无浪费现象	10	7	4	3	
实训器械的正确选择与使用	10	正确使用器械，有支点	10	7	4	3	
总计	100						

（王琪姝）

实训九：Hawley 保持器的制作

【实训目的】

1. 掌握：Hawley 保持器的基本结构及功能。

2. 熟练掌握：Hawley 保持器的制作技术。

【实训内容】

1. 教师讲解 Hawley 保持器的基本结构及功能；示教 Hawley 保持器的制作过程。

2. 指导学生独立完成 Hawley 保持器的制作。

【实训准备】

1. 物品　上颌石膏模型、直径为 0.8mm、0.9mm 的不锈钢丝、Hawley 保持器示教模型、有色笔、毛笔、红蜡片、分离剂、化学固化型树脂（自凝牙托粉、自凝牙托水）、砂石针、火柴或打火机、酒精灯、调杯等。

2．器械　微型电动打磨机、尖头钳、日月钳、切断钳、蜡刀、技工打磨机等。

【实训学时】　2学时。

【实训方法与步骤】

1．教师介绍本次实训的目的与要求，展示Hawley保持器示教模型，并讲解其基本结构及功能（详见第八章第二节）。

2．示教Hawley保持器的制作过程。

实训流程如下：

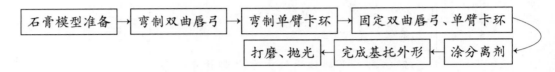

（1）石膏模型准备：修整石膏模型，用有色笔标出双曲唇弓、单臂卡环和基托的位置。

（2）弯制双曲唇弓：用直径为0.8～0.9mm的不锈钢丝弯制双曲唇弓，具体方法参照"实训三"。

（3）弯制单臂卡环：用直径为0.9mm的不锈钢丝在最后磨牙上弯制单臂卡环，卡环的游离端止于近中，具体方法参照"实训二"。

（4）固定：将弯好的双曲唇弓和单臂卡环在石膏模型的唇、颊侧用蜡固定好。

（5）涂分离剂：用毛笔蘸适量分离剂涂于模型上已标示出的基托部位。

（6）完成基托外形：调拌化学固化型树脂，到稀糊期时开始用雕刻刀蘸单体涂塑基托，其厚度应均匀，约为2mm，并将各连接体包埋好，基托组织面不能有气泡，应注意动作要迅速，在可塑期内将基托外形完成。

（7）打磨、抛光：待树脂至橡胶期时，从模型上取下Hawley保持器，硬固后打磨、抛光，完成全部操作。

3．指导学生独立完成Hawley保持器的制作。

4．教师总结实训课完成情况。

5．完成实训报告。

【实训评价】

实训评分标准

考核项目	项目总分	操作要求	评分等级和分值				实际得分
			A	B	C	D	
实训纪律工作态度	10	①自觉遵守实训课纪律，不迟到、不早退；②不做与实训内容无关的事；③提前做好实训课课前准备（教材、实训用品等）；④仪表、工装整洁干净；⑤实训操作严谨认真，虚心请教	10	7	4	3	

续表

考核项目	项目总分	操作要求	评分等级和分值				实际得分
			A	B	C	D	
实训技能	80	熟悉实训流程	10	7	4	3	
		双曲唇弓弯制：①U形双曲平行、对称、圆钝；②宽度为尖牙唇面近远中宽度的1/2～2/3，顶端距离龈缘约4～5mm；③水平部分位于切牙唇面的中1/3处，弓丝弧度与前牙弓弧度一致	30	21	12	9	
		单臂卡环弯制：①卡环臂圆滑弧形，与基牙颊面颈缘线形态一致，与基牙密贴，卡环末端进入邻间隙并调磨圆钝；②卡环臂沿基牙颊外展隙转至𬌗外展隙，使钢丝与模型密贴；③转至舌外展隙，均匀离开舌侧黏膜0.5mm，末端弯制成曲，形成连接体	20	14	8	7	
		基托：①树脂基托与前牙舌隆突密贴；②厚度2mm，厚薄均匀，表面光滑；③组织面与黏膜密贴，边缘圆钝	20	14	8	7	
实训材料和实训器械的正确选择与应用	10	①正确选择与应用实训材料，无浪费现象；②正确使用器械，有支点	10	7	4	3	
总计	100						

（安　旭）

实训十：负压压膜保持器的制作

【实训目的】

1. 掌握：负压压膜保持器的基本结构及功能。

2. 熟练掌握：负压压膜保持器的制作技术。

【实训内容】

1. 教师讲解负压压膜保持器的基本结构、功能、使用方法及注意事项；示教负压压膜保持器的制作过程。

2. 指导学生独立完成负压压膜保持器的制作。

【实训准备】

1. 物品　石膏模型、厚度1mm的牙科膜片、负压压膜保持器示教模型、毛笔、分离剂、裂钻、布轮等。

2. 器械　负压真空式压膜机、微型电动打磨机、小剪刀等。

【实训学时】 2学时。

【实训方法与步骤】

1. 教师介绍本次实训的目的与要求,展示负压压膜保持器示教模型,并讲解其基本结构及功能。

2. 教师介绍负压真空式压膜机的工作原理、使用方法及注意事项。

3. 示教负压压膜保持器的制作过程。

实训流程如下:

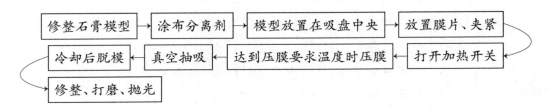

（1）修整石膏模型:尽量减小倒凹,清理模型,使模型表面清洁无异物。

（2）在石膏模型上均匀涂抹分离剂。

（3）将模型放置在负压压膜机吸盘中央。

（4）将厚度1mm膜片放置在夹具上,夹紧,抬至加热处。

（5）打开加热开关观察膜片,待膜片加热均匀,达到压膜要求温度时,迅速将拉杆压下使加热后的膜片覆盖在石膏模型上,并打开负压开关,关闭加热开关。

（6）抽真空20秒,确保成型,关闭负压开关。

（7）将加热器移开,待膜片冷却后脱膜将其取下,避免模型损坏。

（8）用剪刀按龈缘下2mm标记线将多余的部分修剪掉,或用裂钻直接沿龈缘下2mm将多余的部分磨下,抛光边缘,与龈缘一致,可保留至邻间隙牙龈乳头顶下1mm。

（9）修剪完毕后,检查保持器是否完好,有无划痕、污渍,将保持器再次放到模型上,检查是否吻合,完成全部操作。

4. 指导学生独立完成负压压膜保持器的制作。

5. 教师总结实训课完成情况。

6. 完成实训报告。

【实训评价】

实训评分标准

考核项目	项目总分	操作要求	评分等级和分值				实际得分
			A	B	C	D	
实训纪律工作态度	10	①自觉遵守实训课纪律,不迟到、不早退;②不做与实训内容无关的事;③提前做好实训课课前准备(教材、实训用品等);④仪表、工装整洁干净;⑤实训操作严谨认真,虚心请教	10	7	4	3	

考核项目	项目总分	操作要求	评分等级和分值				实际得分
			A	B	C	D	
实训技能	80	熟悉实训流程	10	7	4	3	
		模型修整：①模型清晰完整；②底面与殆平面平行；③尽量减小倒凹，无气泡、石膏瘤、模型表面清洁无异物	20	14	8	7	
		压膜与脱膜：①保持器与模型紧密贴合；②无气泡、无不可逆性变形、无折痕、无断裂，同时避免模型损坏	30	21	12	9	
		打磨抛光：①保持器边缘应与龈缘一致，可保留邻间隙牙龈乳头顶下 1mm，形成波浪形边缘线；②边缘光滑圆钝、无尖锐突起、无毛边；③表面光滑，无划痕，无污渍	20	14	8	7	
实训材料和实训器械的正确选择与应用	10	①正确选择与应用实训材料，无浪费现象；②正确使用器械，有支点	10	7	4	3	
总计	100						

（安　旭）

教 学 大 纲

一、课程性质

口腔正畸工艺技术是中等卫生职业教育口腔修复工艺专业的一门专业核心课程。本课程的主要内容包括错𬌗畸形的病因、分类、临床表现、检查、预防和配合临床矫治的基本知识，并重点介绍常用矫治器和保持器的制作技术。本门课程的主要任务是使学生具备技能型高素质劳动者所必需的口腔正畸工艺技术的基础知识和基本技能，对错𬌗畸形的病因机制具有初步认识，了解矫治器的作用原理以及在常用矫治器的制作方面具有一定的实际操作技能，初步形成解决实际问题的能力，同时逐步培养学生的辩证思维和创新意识，养成良好的职业素养。

二、课程目标

通过本课程的学习，学生能够达到下列要求：

（一）职业素养目标

1. 具有口腔医务工作者必备的职业道德和伦理观念。

2. 具有良好的法律意识、医疗安全意识和环保意识，自觉遵守有关医疗卫生的法律法规。

3. 具有较强的团队合作意识，能与口腔正畸医师和同行进行专业交流、协作。

4. 具有较强的专业服务意识、产品质量意识及严谨认真的职业态度，能与服务对象进行有效沟通。

5. 具有良好的心理素质，熟悉企业文化与管理，能较好地适应不同类型口腔修复机构的工作。

（二）专业知识和技能目标

1. 了解牙颌的正常表现和异常表现。

2. 了解错𬌗畸形的一般检查、X线检查、模型测量及错𬌗畸形矫治过程中的组织变化，熟悉矫治力的种类。

3. 熟悉错𬌗畸形的病因。

4. 熟悉 Angle 错𬌗分类，了解毛燮均错𬌗分类。

5. 熟悉错𬌗畸形的早期预防、预防性矫治及阻断性矫治；熟悉牙列拥挤、前牙反𬌗、深覆𬌗、前牙深覆盖的的病因、临床表现、诊断及矫治方法；了解后牙反𬌗、后牙锁𬌗及开𬌗的病因、临床表现、诊断及矫治方法。

6. 掌握记存模型的修整技术。

7. 掌握常见机械性活动矫治器、功能性矫治器、口内矫形力矫治器及保持器的制作；了解固定矫治器的矫治技术。

8. 学会阅读矫治器设计图。

9. 具有对矫治方案及其矫治器设计的初步理解能力。

10. 能与正畸医师及同行进行有效的沟通与专业交流。

三、教学时间分配

教学内容	学时		
	理论	实训	合计
一、绪论	1	0	1
二、错𬌗畸形的病因	0.5	0	0.5
三、错𬌗畸形的分类	0.5	0	0.5
四、错𬌗畸形的检查	1	2	3
五、错𬌗畸形矫治的生物机械原理	1	0	1
六、矫治器及其制作技术	5	16	21
七、错𬌗畸形的矫治	2	2	4
八、保持器及其制作技术	1	4	5
合　　计	12	24	36

四、教学内容和要求

单元	教学内容	教学要求	教学活动参考	参考学时	
				理论	实训
一、绪论	（一）基本概念 1. 错𬌗畸形 2. 理想正常𬌗 3. 个别正常𬌗 （二）错𬌗畸形的临床表现 1. 个别牙错位 2. 牙弓形态和牙齿排列异常 3. 牙弓、颌骨及颅面关系异常 （三）错𬌗畸形的患病率 （四）错𬌗畸形的危害性 1. 局部危害性 2. 全身危害性 （五）错𬌗畸形矫治的适应证 1. 乳牙期 2. 替牙期 3. 恒牙期	了解 了解 了解 了解 熟悉	理论讲授 多媒体演示 讨论	1	

单元	教学内容	教学要求	教学活动参考	参考学时	
				理论	实训
一、绪论	（六）错𬌗畸形的矫治方法	熟悉			
	1．预防性矫治				
	2．阻断性矫治				
	3．一般矫治				
	4．外科矫治				
	（七）错𬌗畸形的矫治标准和矫治目标	熟悉			
	1．错𬌗畸形的矫治标准				
	2．错𬌗畸形的矫治目标				
二、错𬌗畸形的病因	（一）遗传因素	熟悉	理论讲授多媒体演示讨论	0.5	
	1．种族演化				
	2．个体发育				
	（二）环境因素	熟悉			
	1．先天因素				
	2．后天因素				
三、错𬌗畸形的分类	（一）Angle错𬌗分类法	熟悉	理论讲授多媒体演示示教	0.5	
	1．Angle第一类错𬌗——中性错𬌗				
	2．Angle第二类错𬌗——远中错𬌗				
	3．Angle第三类错𬌗——近中错𬌗				
	（二）毛燮均错𬌗分类法	了解			
	1．第一类——牙量骨量不调				
	2．第二类——长度不调				
	3．第三类——宽度不调				
	4．第四类——高度不调				
	5．第五类——个别牙错位				
	6．第六类——特殊类型				
四、错𬌗畸形的检查	（一）一般检查	了解	理论讲授多媒体演示示教	1	
	1．一般项目				
	2．询问病史				
	3．牙、颌、面的检查				
	4．全身情况检查				
	（二）记存模型的制取与测量				
	1．记存模型的作用	掌握			
	2．记存模型的要求	掌握			
	3．记存模型的制取与修整	掌握			
	4．记存模型的测量	了解			

续表

单元	教学内容	教学要求	教学活动参考	参考学时	
				理论	实训
四、错𬌗畸形的检查	（三）X线检查 1．常规检查 2．辅助检查	了解			
	实训一：记存模型的制取与修整	熟练掌握	技能实训		2
五、错𬌗畸形矫治的生物机械原理	（一）矫治力 1．矫治力的来源 2．矫治力的种类 （二）错𬌗畸形矫治过程中的组织变化 1．牙周组织的变化 2．牙体组织的变化 3．腭中缝的变化 （三）牙齿移动的类型及组织变化特征 1．倾斜移动 2．整体移动 3．旋转移动 4．转矩移动 5．伸长或压低移动	熟悉 了解 了解	理论讲授 多媒体演示 讨论	1	
六、矫治器及其制作技术	（一）概述 1．矫治器的定义 2．矫治器的性能要求 3．矫治器的类型 4．活动矫治器和固定矫治器的优缺点 5．支抗 6．制作矫治器的常用器械 （二）机械性活动矫治器及其制作技术 1．机械性活动矫治器的结构与功能 2．机械性活动矫治器各组成部分的功能和制作要点 3．临床常用机械性活动矫治器的制作及应用 （三）功能性矫治器及其制作技术 1．功能性矫治器的适应证及分类 2．临床常用功能性矫治器的制作技术	熟悉 掌握 掌握	理论讲授 多媒体演示 示教 讨论	2 1 1	

续表

单元	教学内容	教学要求	教学活动参考	参考学时 理论	参考学时 实训
六、矫治器及其制作技术	（四）固定矫治器及其制作技术 1．方丝弓矫治器 2．直丝弓矫治器	了解		0.5	
	（五）矫形力矫治器及其制作技术 1．口内矫形力矫治器 2．口外矫形力矫治器	掌握 了解		0.5	
	（六）其他矫治技术 1．舌侧矫治器及其矫治技术 2．无托槽隐形矫治技术	了解			
	实训二：机械性活动矫治器常用固位装置的制作	熟练掌握	技能实训		2
	实训三：机械性活动矫治器常用功能装置的制作	熟练掌握	技能实训		6
	实训四：机械性活动矫治器基托及解剖式𬌗垫的制作	熟练掌握	技能实训		2
	实训五：肌激动器的制作	学会	技能实训		2
	实训六：上颌双侧后牙𬌗垫式矫治器的制作	熟练掌握	技能实训		2
	实训七：上颌平面导板矫治器的制作	熟练掌握	技能实训		2
七、错𬌗畸形的矫治	（一）错𬌗畸形的早期预防和预防性矫治 1．错𬌗畸形的早期预防 2．错𬌗畸形的预防性矫治	熟悉	理论讲授 多媒体演示 案例讨论	2	
	（二）错𬌗畸形的阻断性矫治 1．口腔不良习惯的矫治 2．牙数目异常的矫治 3．牙列拥挤的早期矫治 4．反𬌗的早期矫治	熟悉			
	（三）常见错𬌗畸形的矫治 1．牙列拥挤 2．前牙反𬌗 3．深覆𬌗 4．前牙深覆盖	熟悉 熟悉 熟悉 熟悉			

续表

单元	教学内容	教学要求	教学活动参考	参考学时	
				理论	实训
七、错𬌗畸形的矫治	5. 后牙反𬌗	了解			
	6. 后牙锁𬌗	了解			
	7. 开𬌗	了解			
	实训八：丝圈式缺隙保持器的制作	熟练掌握	技能实训		2
八、保持器及其制作技术	（一）保持的原因及种类		理论讲授多媒体演示示教	1	
	1. 保持的原因	了解			
	2. 保持的种类	熟悉			
	（二）保持器				
	1. 保持器应具备的条件	掌握			
	2. 保持器的种类及其制作技术	掌握			
	3. 保持期限	了解			
	实训九：Hawley 保持器的制作	熟练掌握	技能实训		2
	实训十：负压压膜保持器的制作	熟练掌握	技能实训		2

五、大纲说明

（一）教学安排

本教学大纲主要供中等卫生职业教育口腔修复工艺专业教学使用，第四学期开设，总学时为 36 学时，其中理论教学 12 学时，实训教学 24 学时。

（二）教学要求

1. 本课程对理论部分教学要求分为掌握、熟悉、了解三个层次。

掌握：指对基本知识、基本理论有较深刻的认识，并能综合、灵活地运用所学的知识解决实际问题。

熟悉：指能够领会概念、原理的基本含义，会应用所学的技能。

了解：指对基本知识、基本理论能有一定的认识、能够记忆所学的知识要点。

2. 本课程重点突出以岗位胜任能力为导向的教学理念，在实训技能方面分为熟练掌握和学会两个层次。

熟练掌握：指能独立、正确、规范、熟练地完成常用基本技能的操作。

学会：指在教师指导下独立进行较为简单的技能操作。

（三）教学建议

1. 本课程依据口腔修复工艺岗位的工作任务、职业能力要求，以校企合作、工学结合为基础，强化理论实训一体化，突出"做中学、做中教"的职业教育特色。根据培养目标、教学内容和学生的学习特点以及职业资格考试要求，提倡项目教学、任务教学等教学方法，阐明要点，分解难点，示教说明，紧密联系临床实际和企业生产实际，将知识融会贯通，使学生形成系统化的知识体系。充分利用校内外实训基地，将学生的自主学习、合作学习和教师引导教学等教学形式有机结合。

2. 教学过程中,可通过测验、理论考核和技能考核等多种形式对学生的职业素养、专业知识和技能进行综合考评。教学评价应体现评价主体的多元化,在师生参与的基础上注意吸收行业、企业参与;教学评价应体现评价方式的多元化,校内评价与校外评价结合,职业技能鉴定与学业考核结合,教师评价、学生互评与自我评价结合;教学评价还应体现评价过程的多元化,提高过程性评价在形成性评价所占比重,注重学生学习的动态性和过程性,评价内容不仅关注学生对知识的理解和技能的掌握,更要关注运用所学知识解决实际问题的能力。重视规范操作、安全文明生产、认真负责等职业素养的形成以及节约能源、节省原材料与爱护生产设备,保护环境等意识与观念的树立。